Bibliografische Information der Deutschen Nationalbibliothek:

Die Deutsche Bibliothek verzeichnet diese Publikation in der Deutschen Nationalbibliografie; detaillierte bibliografische Daten sind im Internet über http://dnb.d-nb.de/ abrufbar.

Impressum:

Druck und Bindung: Books on Demand GmbH, Norderstedt Germany
ISBN: 9783668619326

Dieses Buch bei GRIN:

https://www.grin.com/document/378645

Karina Schürkens

Eine pflegepädagogische Perspektive auf die Curricula im Bereich der Palliative Care

GRIN Verlag

Bachelorarbeit: Eine pflegepädagogische Perspektive auf die Curricula im Bereich der Palliative Care

Was benötigt- aus pflegepädagogischer Sicht- ein Curriculum für den Bereich der Palliative Care?

Düsseldorf, 19.12.2014

Karina Schürkens (7. Semester Pflegepädagogik)

Inhaltsverzeichnis

Abstract

In der vorliegenden Arbeit wird die Begründung erbracht, warum eine Überarbeitung der Curricula, im Bereich der Palliative Care, angemessen erscheint. Die Ausgangsfragestellung ist zunächst sehr offen gehalten und fragt danach, was ein Curriculum für diesen Bereich in Zukunft beinhalten sollte.

Im Rahmen der Einführung in die allgemeine Curriculumentwicklung wird der Bezug zu den Gesundheitsberufen, in der vorliegenden Arbeit vor allem der Berufsgruppe der Pflege, hergestellt. Anhand der bildungspolitischen Forderungen werden wichtige Aspekte dargestellt, die es bei der Konzeption von Fort- und Weiterbildungen zu berücksichtigen gilt. Hierzu zählen, unter anderem, der europäische Qualifikationsrahmen und das empfohlene Lernfeldkonzept der Kultusministerkonferenz.

Im Verlauf der vorliegenden Arbeit, wird der Fokus von der allgemeinen Entwicklung in der Bildung auf die der Fort- und Weiterbildung im Bereich der Palliative Care gelenkt. In Hinsicht auf die zunehmende Forderung nach einem ganzheitlichen, u.a. multiprofessionellen und interprofessionellen Ansatz, in der gesundheitlichen Versorgung, wird auf die Möglichkeit einer solchen Basis (Gesundheitsfachberufe und Medizin) von Fort- und Weiterbildungen Bezug genommen. Am Ende wird unter Berücksichtigung berufspolitischer Einflussfaktoren der Palliative Care, wie zum Beispiel der „Charta zur Betreuung sterbender und schwerstkranker Menschen" (2014) und dem „white paper" der „european association of palliative care" (EAPC) (2014) eine Synopse der dargestellten Inhalte erfolgen. In dieser werden die Grundlagen für die Arbeit an einer zukünftigen multiprofessionellen Basis für die Fort- und Weiterbildung im Bereich der Palliative Care kritisch aufgezeigt.

Einleitung

Die vorliegende Arbeit befasst sich aus pflegepädagogischer Sicht mit dem Bereich der Curriculumentwicklung in der Fort- und Weiterbildung. Hierfür wird vor allem das Berufsfeld der Pflege fokussiert, wobei die Entwicklungen andere Gesundheitsfachberufe und die der Medizin, auf Grund der zunehmend geforderten interdisziplinären und multiprofessionellen Zusammenarbeit, in die Ausführungen mit einfließen. Die Ergebnisse dieser Auseinandersetzung werden exemplarisch am Fachgebiet der Palliative Care aufgezeigt.

Anlass dieser Arbeit ist eine aktuelle Überarbeitung der bestehenden Curricula im Bereich der Palliative Care. Diese sollen zum einen an die Forderungen der Kultusministerkonferenz (KMK) und der Europäischen Union (EU) und zum anderen an die im Berufsfeld aktuellen Forderungen der „european association of palliative care" (EAPC) angepasst werden. Zusätzlich soll dem Aspekt des multiprofessionellen Handelns im Bereich der palliativen Arbeit mehr Beachtung geschenkt werden, indem eine Basis für berufsgruppenübergreifendes Curriculum geschaffen wird. Manford-Walley (2014) hält ein solches übergeordnetes Curriculum, welches eine gemeinsame Grundlage für die Berufsgruppen der Gesundheitsberufe bietet, im Rahmen der durch Ganzheitlichkeit, Interdisziplinarität und flache Hierarchien geprägten Arbeit im Bereich der Palliative Care, für erstrebenswert (vgl. ebd., 180).

Zielgruppen dieser Arbeit sind vor allem die Berufsgruppe der in der Palliative Care Tätigen und die in diesem Bereich Lehrenden. Sie richtet sich weiterhin an Interessierte wie z.B. die ehrenamtlichen Mitarbeiter/Mitarbeiterinnen und ebenso an fachfremde Leser und Leserinnen, die sich für die Qualifizierung und Entwicklungen in den Bereichen der Fort- und Weiterbildungen der Gesundheitsberufe und für den Bereich der Palliative Care interessieren.

Im ersten Kapitel wird sich mit der Definition des Begriffes „Curriculum" befasst. Auf der Grundlage der Arbeiten von Saul B. Robinsohn wird aufgezeigt, welche Aspekte bei der Konzeption von Curricula bedacht werden müssen und es wird in die Curriculum- und Qualifikationsforschung eingeführt. Dort wo es sinnvoll oder notwendig erscheint, wird der Bezug zum Bereich der Gesundheitsberufe hergestellt. Es werden Ansätze von allgemeinen curricularen Arbeiten beschrieben, dabei wird auf den Strukturgitteransatz von Herwig Blankertz näher eingegangen. In Bezug auf die fachdidaktischen Arbeiten der Pflege, wird das auf Blankertz Arbeiten basierende Modell des Strukturgitteransatzes nach Ulrike Greb dargestellt.

Innerhalb der Auseinandersetzung mit der Gesamtthematik, werden verschiedene Aspekte für die Planung zukünftiger Fort- und Weiterbildungsangebote aufgezeigt. Hierzu gehören beispielsweise der europäische Qualifikationsrahmen, das Lernfeldkonzept und die Modularisierung von Weiterbildungen.

Im Kapitel zwei wird sich eine Beschreibung des Palliative Care Bereiches anschließen. In

diesem Kapitel wird es zunächst um eine kurze Einführung in das Fachgebiet und dessen Aufgaben gehen. Des Weiteren werden die aktuellen Qualifizierungsmöglichkeiten und die berufspolitischen Einflussfaktoren der Palliative Care vorgestellt.
Im abschließenden Kapitel drei wird als Synopse eine Begründungsgrundlage für die Notwendigkeit der Überarbeitung der Fort- und Weiterbildung im Bereich der Palliative Care aufgezeigt. Darin fließen die in dieser Arbeit vorgestellten Befunde mit ein und werden zum Teil kritisch reflektiert. Die Arbeit schließt mit einer Zusammenfassung und einem Ausblick.

Aus Gründen der besseren Lesbarkeit wird auf die gleichzeitige Verwendung männlicher und weiblicher Sprachformen verzichtet. Sämtliche Personenbezeichnungen oder Berufsbezeichnungen gelten gleichermaßen für beiderlei Geschlechter.

Im Folgenden wird die Beschreibung des methodischen Vorgehens innerhalb dieser Arbeit vorgestellt. Im Anschluss daran, wird über die Darstellung der Ausgangslage eine Hinführung in die Thematik gegeben.

Methodisches Vorgehen

Als geeignete Methode zur Beantwortung der vorgestellten Forschungsfrage, erfolgt unter Berücksichtigung der personellen, materiellen und zeitlichen Ressourcen die Arbeit durch eine Literaturrecherche. Diese beinhaltete die Bereiche der allgemeinen Curriculumtheorie, der Erwachsenen-/ Weiterbildung, die Weiterbildung der Gesundheitsfachberufe und die Entwicklungen in der Palliative Care. Auf diese Weise wurde der Ausgangsfragestellung: „Was benötigt- aus pflegepädagogischer Sicht- ein Curriculum für den Bereich der Palliative Care?“ nachgegangen.
Für die Recherche wurden die folgenden Datenbanken verwendet:

- Medpilot
- Deutsche Verbundkataloge
- DIMDI (Deutsches Institut für Medizinische Information und Dokumentation)

Zudem wurde auf den Internetseiten des Bundesinstituts für Berufsbildung (BiBB) und des Deutschen Instituts für Pflegewissenschaften (DIP) recherchiert. Nach einer schneeballartigen Recherche bekannter Fachliteratur wurden Artikel u.a. aus der Zeitschrift Pflegewissenschaft und der Zeitschrift Palliativmedizin zu Grunde gelegt und mit den aktuellen berufspolitischen bzw. fachspezifischen Entwicklungen fundiert.
Es wurden Curricula im Bereich der Palliative Care gesichtet, um festzustellen, ob die geforderten Anforderungen der Kultusministerkonferenz (KMK) und der Europäischen Union bereits umgesetzt werden. Hierfür wurde auf den Internetseiten der Anbieter und auf der Internetseite der deutschen Gesellschaft für Palliativmedizin recherchiert. Einige Curricula wurden im Rahmen der Arbeit zur Ansicht angefordert.
Aus der Recherche geht hervor, dass die derzeitigen Angebote den geforderten

Bestimmungen nicht entsprechen und einer erneuten Bearbeitung bedürfen. Dies ist aktuell eine der Aufgaben in der Arbeitsgruppe Bildung der deutschen Gesellschaft für Palliativmedizin. Ergebnisse dieser Arbeit liegen bis heute noch nicht vor.

Die Recherche beschränkte sich auf den deutschsprachigen Raum. Eine Begründung hierfür lag in der sprachlichen Eingrenzung des Feldes, aber auch in den für die deutsche Pflege besonderen Ausbildungs- und Weiterbildungsstrukturen. Einen zeitlichen Rahmen einzugrenzen war nicht möglich, da die bestehenden Werke zum Thema Curriculum zumeist in den 70er Jahren, im Rahmen der Bildungsoffensive veröffentlicht wurden und auch heute noch als Basis von Curriculumkonzeptionen dienen. Insgesamt wurde darauf geachtet, die Aussagen der Primärliteratur unter Zuhilfenahme aktueller wissenschaftlicher/ pädagogischer Positionen und Beiträgen zu untermauern.

Ausgangslage

Der Bereich der Gesundheitsberufe unterliegt seit Jahrzehnten einem ständigen Wandel. Der wachsende Bedarf an Versorgungsleistungen sorgt für Veränderungen in verschiedenen Bereichen und zieht Neuerungen, sowohl in der Praxis, wie auch in der beruflichen und akademischen Bildung nach sich (vgl. Kaufhold, Rosowski, Schürmann 2014, 11). Die demographische Entwicklung betrifft das Gesundheitssystem in vielfacher Hinsicht. Es wird prognostiziert, dass es in Zukunft immer mehr ältere und hochaltrige Menschen geben wird, die auf Gesundheitsleistungen angewiesen sein werden (vgl. ebd., 11). Aus diesem Wandel heraus wird es bspw. zu einer Zunahme chronischer Erkrankungen und Multimorbidität, von Demenzerkrankungen, sowie von Pflegebedürftigen mit Migrationshintergrund, kommen. An Hand dieser Aspekte werden sich neue Aufgabenfelder der Pflege entwickeln müssen, genannt seien beispielhaft, die Patientenedukation oder technikunterstützende Versorgung (vgl. ebd., 11). Dies zieht neue Anforderungen an die Qualifizierung, Kompetenzentwicklung und Professionalisierung der Beschäftigten in den Gesundheitsberufen nach sich. Von Reibnitz (2008) meint: „Die Pflegenden müssen immer mehr Kompetenzen zur Bewältigung neuer Arbeitsfelder erwerben und umsetzen und mit anderen Berufsgruppen kooperieren, um die Versorgung des Patienten sektorenübergreifend koordinieren zu können" (ebd., 31).
Von diesem Umbruch ist auch die Betreuung und Versorgung sterbender und schwerstkranker Menschen betroffen. Von Reibnitz prognostiziert, dass sich „aus den gesetzlichen Vorgaben des SGB XI und des SGB V neue, anspruchsvolle Aufgaben in einer wachsenden Vielfalt von Versorgungssystemen im stationären, teilstationären und ambulanten Bereich (ergeben)" (von Reibnitz 2008, 31). Der Bereich der Palliative Care reagierte darauf, indem zusätzliche Einrichtungen (Palliativstationen, Hospize) entstanden sind, um den zunehmenden Bedürfnissen und den zeitgleich wachsenden Patientenzahlen gerecht zu werden. Diese Institutionen wurden durch verschiedenste Settings im ambulanten und teilstationären Sektor ergänzt. Hierzu gehören neben den medizinischen

Versorgungszentren (MVZ), die allgemeine ambulante Palliativversorgungen (AAPV), die spezialisierte ambulante palliative Versorgung (SAPV) und daneben noch zahlreiche ehrenamtliche Hospizgruppen (vgl. Klaschik 2006, 5 ff.).

Wesentliche Veränderungen u.a. in der Qualifikation von palliativ Tätigen, sind mit der Einsetzung der § 39 a und §37b, SGB V (vgl. Vertrag über die spezialisierte ambulante palliative Versorgung 2010, 3 ff.) eingetreten. Dieser Paragraph regelt die Ansprüche von Versicherten auf eine spezialisierte palliative Versorgung. Seither wird die Weiterbildung im Rahmen der Qualitätssicherung, mit einem Mindestumfang von 160 Stunden und dem Curriculum von Kern/Müller/Aurnhammer oder einem gleichwertigen Kurs, zur pflegerischen Arbeit in spezialisierten palliativen Institutionen, wie der SAPV oder im Hospiz vorausgesetzt (vgl. Vertrag über die spezialisierte ambulante palliative Versorgung 2010, 8 f.). Denn „die letzte Lebensphase und das Sterben eines Menschen zu begleiten und Trauernden zur Seite zu stehen [...] stellt hohe Anforderungen an eine umfassende, multiprofessionelle und vernetzte ambulante und stationäre Hospiz- und Palliativversorgung“ (Deutsche Gesellschaft für Palliativmedizin e.V., Deutscher Hospiz- und PalliativVerband e.V., Bundesärztekammer 2014, 4).

Durch die Arbeit der deutschen Gesellschaft für Palliativmedizin (DGP), des deutschen Hospiz- und Palliativverbandes (DHPV) und der Bundesärztekammer (BÄK) unter Förderung der Robert-Bosch Stiftung und der deutschen Krebshilfe hat sich der Bereich der Palliative Care in den letzten Jahren stetig weiterentwickelt (vgl. ebd., 3). Das Interesse der Öffentlichkeit an den Aufgaben der Palliative Care wächst und die „european association for palliative care“ (EAPC) bemüht sich um eine Verbesserung der Versorgung und Betreuung schwersterkrankter und sterbender Menschen in ganz Europa (vgl. ebd., 5). Seit 2007 wurden hierfür, neben dem Bereich der Aus-, Fort- und Weiterbildung, insgesamt fünf Bereiche fokussiert, deren Entwicklung unterstützt werden soll (vgl. ebd., 5). Seit 2008 arbeiten die DGP, der DHPV und die BÄK an einem nationalen Charta Prozess um die Aufgaben, Ziele und somit den Handlungsbedarf für Deutschland zu formulieren und immer wieder zu aktualisieren (vgl. DGP, DHPV, BÄK 2014, 4 f.).

Durch die aktuelle mediale Aufbereitung der Diskussion der „Sterbehilfe“ wird das Thema in der Gesellschaft und damit auch in der Gesundheitspolitik immer wichtiger. Am 10. November 2014 erschien ein Eckpunktepapier des Bundesministeriums für Gesundheit zur „Verbesserung der Hospiz- und Palliativversorgung in Deutschland“ (vgl. Gröhe et al. 2014). Hierin wird erneut auf die Notwendigkeit des Ausbaus der Fort- und Weiterbildung in diesem Sektor hingewiesen, um den zukünftigen Herausforderungen gewachsen zu sein (vgl. ebd., 6). Es wird erhofft, das im ersten Halbjahr 2015 ein Gesetz zur flächendeckenden Versorgung Schwerstkranker und Sterbender in Kraft tritt um diese Forderungen gesetzlich zu stützen (vgl. ebd., 2 ff.).

In dem nun Folgenden Kapitel wird es zunächst um die Curriculumentwicklung im Allgemeinen gehen, bevor im Verlauf der Arbeit der Bereich der Palliative Care wieder in den Fokus gerückt wird.

1. Curriculumentwicklung

Robinsohn übernahm Ende der 60er Jahre den Terminus „Curriculum" aus dem angloamerikanischen Sprachgebrauch, weil ihm die Begriffe „Bildungskanon", „Lehrgefüge" oder „Lehrplan" zu ungenau waren oder die Bedeutung nur zum Teil erfassten (vgl. Robinsohn 1975, 1). Seit seinen Arbeiten findet der Begriff im deutschsprachigen Raum überwiegend Verwendung. In der Erwachsenenbildung wird „Curriculum" meist synonym verwendet mit Programmplanung oder Modellentwicklung (vgl. Siebert 1974, 15). Bis heute gibt es keine einheitliche Definition oder Eingrenzung, was genau ein Curriculum oder die Arbeit dazu alles beinhaltet. Auch der deutsche Bildungsrat umschreibt Curricula ohne sich auf eine feste Definition fest zu legen, wie folgt:

> „Der Begriff Curriculum [...] bezieht sich auf die Lernprozesse. Welche Kenntnisse, Fertigkeiten, Fähigkeiten, Einstellungen und Verhaltensweisen soll der Lernende erwerben? Mit welchen Gegenständen und Inhalten soll er konfrontiert werden? Was soll er lernen? Wann und wo soll er lernen? In welchen Lernschritten, in welcher Weise und anhand welcher Materialen soll er lernen? Wie soll das Erreichen der Lernziele festgestellt werden?" (Deutscher Bildungsrat 1970 zit. n. Siebert 1974, 30).

Obwohl die Curriculumentwicklung nach Buchmann (2014) zu den „(fast) täglichen Routinen pädagogischer und berufsbildungswissenschaftlicher Tätigkeit (gehört)" (ebd., 200), hat sich eine einheitliche Definition bis heute nicht durchgesetzt. Oft bleibt die allgemeine Definition eine individuelle Auslegungssache der Institutionen.

Genauso wie die Definition, ist auch das Erscheinungsbild von Curricula sehr unterschiedlich. Sie können als Teile von Schulgesetzten oder Lehrplanrichtlinien erscheinen, oder auch als Lernzielkataloge vorliegen (vgl. Siebert 1974, 37). Auch der Prozess der Curriculumentwicklung und die Umsetzung oder Implementierung unterscheiden sich oft (vgl. ebd., 37).

Im Grunde wird ein Curriculum eher als ein Instrument zur Planung benutzt. Für die Ausgestaltung der Ergebnisse einer curricularen Vorarbeit ist die Didaktik als die Lehre vom Lehren und Lernen zuständig (vgl. Plaumann 2012, 15). Die Diskussionen um die Didaktik und das Curriculum inhaltlich, wie auch um die Begriffsdefinitionen im eigentlichen, bestehen bis in die heutige Zeit und sollen hier, auf Grund der vielfältigen Arbeiten zum Thema, nicht weiter aufgegriffen werden (vgl. Nickolaus 2012, 6 ff.; Siebert 2012, 14). Es bleibt festzuhalten, dass weder ein Curriculum ohne Didaktik konzipiert und umgesetzt werden kann, noch die Didaktik ohne curriculare Vorüberlegungen funktioniert (vgl. Hopmann, Riquarts, 1995).

Wie es zu der Debatte um die Curriculumentwicklung kam und warum Robinsohns Arbeiten bis heute bei der Konzeption von Curricula Verwendung finden, soll das nächste Kapitel klären.

1.1 Curriculumrevision nach Saul B. Robinsohn

Robinsohn erhielt in den 1960ern durch den deutschen Bildungsrat den Auftrag, ein Gutachten über die Curriculumentwicklung zu erstellen (vgl. Siebert 1974, 30). Mit ihm folgte ein Richtungswechsel, weg von der Orientierung an wissenschaftlichen Fächern, hin zur „Bewältigung von Lebenssituationen" und deren damit verbundenen nötigen Qualifikationen (vgl. Evers 2012, 29). Robinsohn (1975) kritisierte die damaligen drei Ansätze (ökonomisch-statisch, sozial-politisch und der Ansatz der „Technologie" und „Rationalisierung" des Unterrichts) der Bundesrepublik, um das Bildungswesen zu reformieren (vgl. ebd., 3). Aus seiner Sicht verändern sich Inhalte im Kontext gesellschaftlicher, kultureller und politischer Entwicklungen ständig und müssen deshalb durch eine systematische Revision und Weiterentwicklung, unter Einbezug fachwissenschaftlicher Erkenntnisse, kontinuierlich aktualisiert werden (vgl. ebd., 10). Hierbei geht es ihm nicht nur um eine „Verjüngungskur", „sondern um die Überprüfung der pädagogischen Relevanz des gesamten Gefüges in einem Prozeß (sic!), in dem gesellschaftliche Kräfte und wissenschaftliche Erkenntnisse mittelbar und unmittelbar bestimmt werden können" (ebd., 10). Es muss der jeweils aktuelle Erkenntnisstand in die Curricula der Aus-, Weiter- und Fortbildung mit einfließen. Für die geforderte regelmäßige Überarbeitung und Anpassung der Inhalte schlägt Robinsohn Expertenbefragungen vor, lässt aber offen, was einen Experten seiner Meinung nach auszeichnet (vgl. Siebert 1974, 43 f.).

Gemäß Siebert (1974) sollten Curricula durch eine induktive Herangehensweise, also anhand der Lernerfordernisse des Individuums, konzipiert werden (vgl. ebd., 41). Dies galt auch für Robinsohn (1975). Für ihn erforderte der „Inhalt" als „Substanz der Lernsituation", neben einer Analyse der Lebenssituationen der Lernenden (Situations- und Qualifikationsanalyse), die Identifizierung von Bildungszielen und -inhalten (Curriculumforschung), deren Organisation im Lehrplan, die Umsetzung im Unterricht (Curriculumkonstruktion) und die Erfolgskontrolle (Curriculumevaluation) (vgl. Robinsohn 1975, 11). Robinsohn (1975) wies kritisch darauf hin, dass ein festlegen von Erfolgskontrollen und damit verbundenen Lernresultaten schnell dazu führen kann, diese als einen Maßstab für Bildungsziele anzulegen. Er forderte daher eine möglichst objektive Sichtweise in der Beurteilung von Lernresultaten (vgl. ebd., 11).

Siebert kritisierte später die Ausführungen von Robinsohn. Begriffliche Definitionen blieben für ihn offen und auch strategische Komplikationen seien zu erkennen (vgl. Siebert 1974, 46). Auch auf die methodischen Mängel ging er weiter ein, jedoch erkannte er insgesamt die Arbeit Robinsohns an, weil durch ihn erstmals der Blick auf die Wissenschaftlichkeit und die gesellschaftliche Relevanz gelenkt wurde (vgl. ebd., 46 f.).

Auch Lenzen (1971) kritisierte Robinsohns Arbeit. Für ihn müssen bei der Konzeption eines Curriculum folgende Punkte beachtet werden, die ihm bei Robinsohns Modell fehlten (vgl. ebd., 122):

- Inhaltsentscheidungen sollten nur in Kombination mit Methoden vorbereitet werden.
- Die Durchführung einer permanenten Effektivitätskontrolle (im Unterrichtsgeschehen) und nicht erst in der Evaluation zum Ende eines Kurses.
- Auf Grund des hohen Zeitaufwandes bei der Planung, Umsetzung und Implementation des Modells wird eine mittelfristige Konstruktionslösung als Vorleistung für eine Gesamtrevision gefordert.
- Eine genauere Definition der Expertenbefragungen und eine wissenschaftliche Basis für die Durchführung.
- Dem Modell müsse ein emanzipatorisches Interesse hinzugefügt werden (Erkenntniskritik, Ideologiekritik, Selbstreflexion) (vgl. Lenzen 1971, 122 f.).

Trotz der Kritiken fließen die Grundgedanken Robinsohns auch heute noch in die Entwicklungen von Curricula mit ein. Arbeiten die auf seinen basieren sind u.a. Sieberts curriculare Überlegungen für den Bereich der Erwachsenenbildung und der von Blankertz mit entworfene „Strukturgitteransatz" (vgl. Huisinga, Lisop 2005, 39). Nach Blankertz Meinung „[...] ist jeder, der sich in der Bundesrepublik um Curriculum-Revision bemüht, Robinsohn verpflichtet" (Blankertz 1971, 15). Diese These war 1971 gültig und hat bis heute Bestand (vgl. Nickolaus 2012, 32), denn seit den 1960er- und 1970er Jahren nahmen die Aktivitäten in Bezug auf die Curriculumentwicklung und Forschung stetig ab (vgl. Evers 2012, 30). So erschien zwar 1983 das „Handbuch zur Curriculumforschung", in dem bereits im Vorwort ein weiteres Werk in fünf Jahren angekündigt wird (vgl. Hameyer, Frey, Haft 1983, 11), eine zweite Ausgabe erschien allerdings nie, da die Curriculumforschung im Rahmen der Rücknahme der Bildungsreform stagnierte (vgl. Huisinga, Lisop 2005, 35 f.). „So zeigen die letzten dreißig Jahre (beruflicher) Bildungsarbeit ein eher wildwüchsiges und auf gar keinen Fall professionelles Bild von Curriculumarbeit" (Sloane 2001, 188). Dies kritisiert auch Buchmann (2014): „Nach einem Vierteljahrhundert weitgehenden Schweigens zu curriculumtheoretischen Problemen und didaktisch-inhaltlichen Fragen haben erstmals die Handreichungen der KMK [...] wieder eine breitere didaktische und curriculumtheoretische öffentliche Diskussion entfacht" (ebd., 200). Die Stagnation führt Huisinga (2003) u.a. auf die gesellschaftlichen Veränderungen der damaligen Jahre zurück, wie z.B. die Wiedervereinigung Deutschlands (vgl. ebd., 13).

Erst in den letzten Jahren wird sich wieder intensiver mit der Curriculumforschung auseinandergesetzt. „Dabei stehen Themen wie Modularisierung oder Lernfeldorientierung im Mittelpunkt der Überlegungen" (vgl. Huisinga 2006, 360 zit. n. Evers 2012, 30).

Im hier anschließenden Kapitel wird sich mit der Basis der Curriculumdiskussionen und

-konstruktionen befasst, der Curriculumforschung, bevor in folgenden Abschnitten die Curriculumtheorien/ -strategien und die Curriculumimplementation/ -evaluation dargestellt werden.

1.2 Curriculumforschung

Die Curriculumforschung hat nach Robinsohn die Aufgabe Methoden zu finden um Bildungsinhalte zu generieren, die nötigen Qualifikationen herauszufinden und dadurch die Bildungsinhalte und Gegenstände zu bestimmen (vgl. Robinsohn 1975, 45). Buchmann (2014) beschreibt dies wie folgt: „Um die Möglichkeiten der Subjektentwicklung und Subjektentfaltung unter Nutzung von Bildungsgängen zu ergründen, sind notwendigerweise die Bedarfe an Arbeitsvermögen zu erheben und zu analysieren" (ebd., 201). Sie ist der gleichen Meinung wie Robinsohn, dass sich die Bedarfe aus komplexen gesellschaftlichen Zusammensetzungen ergeben, z.B. auf Grund technischer, ökonomischer oder sozialer Entwicklungen (vgl. Buchmann 2014, 201). Die Curriculumforschung und die mit ihr verbundene Qualifikationsforschung ermöglichen eine ziel- und adressatengerechte Konzeption von Curricula (vgl. Siebert 1974, 8). Siebert (1974) formuliert die Aufgaben der Curriculumforschung für die Erwachsenenbildung wie folgt: „Sie entwickelt lernzielorientierte Lehr-Lernmethoden [...] aufgrund von Analysen genereller Zielsetzungen, objektiver und subjektiver Lernbedürfnisse und lernpsychologischer und motivationaler Voraussetzungen" (ebd., 17). Zudem muss Curriculumforschung gesellschaftliche Situationsfelder empirisch ermitteln und analysieren (vgl. Evers 2012, 34). In diesem Sinne „ist eine Fundierung von Curricula zunächst über die wissenschaftliche Untersuchung des jeweiligen Handlungsfeldes zu realisieren" (ebd., 34). Nach Evers (2012) kann „eine entsprechende Analyse sowohl empirisch als auch theoretisch gestützt erfolgen. Dabei liegt z.B. dem Strukturgitteransatz nach Blankertz eine zunächst rein theoretische Analyse des Berufsfeldes zugrunde" (vgl. ebd., 34). Curriculumforschung und die Arbeit an ihr, ist nach Lenzen (1971) eine Sisyphusarbeit, weil kontinuierliche Auswertungen zu der aktuellen Literaturlage und Analysen der Schulwirklichkeit (u.a. Befragungen der Lehrer, Schüler, Auswertungen von Klassenbüchern) stattfinden müssen (vgl. ebd., 126 f.). Er sieht jedoch ein, dass eine rein hermeneutische Gewinnung von curricularen Inhalten keinen Sinn ergibt. Die Strukturgitter stellen auch für ihn eine sinnvolle Verbindung zwischen Wissenschaft und Realität dar (vgl. ebd., 132). Die empirischen Fundierungen von curricularen Prozessen sind also von besonderer Relevanz, weil sowohl die berufliche Praxis, als auch persönlichkeitsbildende Aspekte erschlossen werden (vgl. Evers 2012, 35). Buchmann (2014) formuliert als Aufgabe der Qualifikationsforschung, dass zumindest folgende drei Wissensbestände kontinuierlich generiert und aktualisiert werden müssen:

1. Das Transformationswissen: Gesellschaftliche Veränderungen sind in ihrer Bedeutung zu erfassen und berufsbildungswissenschaftlich zu reflektieren.
2. Das Subjektwissen: Veränderte psychosoziale-motivationale Lagen und

Sozialisationserfahrungen der aktuellen und der nachwachsenden Generation sind zu berücksichtigen.

3. Curriculares Wissen: bei der Curriculumkonstruktion müssen pädagogische Interventionen realisiert werden, die für den Bereich berufsbildungswissenschaftlich legitimiert sind (vgl. Buchmann 2014, 207).

Des Weiteren stellt Siebert (1974) die Frage nach der Beteiligung der Lehrenden und Lernenden an curricularer Forschung. Er kritisiert, dass die meisten Curricula an Institutionen konzipiert werden, die isoliert sind von der Unterrichtswirklichkeit (vgl. ebd., 80). Es werden zwar Evaluationen herangezogen, aber die Verwendung der Curricula in der Praxis bliebe unberücksichtigt. Unterrichtsforschung und Curriculumforschung laufen aneinander vorbei (vgl. ebd., 80). Auch Wittneben (2002) bemängelt genau diesen Aspekt für das Berufsfeld der Pflege und Gesundheit (vgl. ebd., 20). Ihrer Meinung nach sind die meisten Curricula nicht auf systematisch erhobenen Daten aus der Berufspraxis begründet (vgl. ebd., 20). Die Pflegedidaktik bezieht sich bislang nur wenig auf die Erkenntnisse der Lehr-Lern- und der Unterrichtsforschung, dies liegt allerdings nach Darmann-Finck und Foth (2014) auch an einer wenig entwickelten empirischen Forschung innerhalb der Pflege (vgl. ebd., 167). Wittneben (2002) kritisiert, dass dadurch Lernfelder fiktiv ersonnen werden und den Vorstellungen von Lehrplankonstrukteuren entspringen (vgl. ebd., 20). Siebert (1974) verurteilt ebenso die Expertokratie von Lehrplankonstrukteuren und sieht als eine Idee zur Lösung dieses Problems, die Delphi Methode. Dabei geben verschiedene Experten unterschiedlicher Bereiche (Praxis und Wissenschaft) in mehreren Runden ihre Urteile ab und aus dem Mittelwert wird ein Konsens gefällt (vgl. ebd., 85). Aber auch bei diesem Vorgehen sieht er durchaus Schwächen, weil es wieder die Experten eines bestimmten Bereiches sind und nicht die breite Masse die eine Entscheidung treffen (vgl. ebd., 83 ff.).

Er fordert als Konsequenz für die Erwachsenenbildung, dass die Lehrenden über das nötige Wissen verfügen Lernzielpräzisierungen, Lernzieleinstufungen und Lernzielkontrollen durchzuführen (vgl. ebd., 87). Dadurch erhofft er sich einen kontinuierlichen Austausch mit den Teilnehmern und den Lehrenden, über Ziele, Bedürfnisse und Interessen und darüber ein einfließen dieser Aspekte in die Curricula (vgl. Siebert 1974, 87).

Trotz solcher von Siebert vorgeschlagener partizipativer Verfahren, scheint die curriculare Arbeit zu stagnieren. So sehen Huisinga und Lisop (2005) die Entwicklungen und Konzeptionen von Curricula innerhalb Deutschlands weiterhin als defizitär an. Die Arbeiten erfolgen ohne eine wissenschaftliche Basis oder Standards und werden nicht durchgängig durch empirische Forschung begleitet oder fundiert (vgl. ebd., 11). Ebenso ist für sie die Qualifikationsbedarfsforschung nicht ausreichend bildungswissenschaftlich begründet und es fehlt ihr an einer wissenschaftlichen Methodik (vgl. ebd., 11).

Die Ursachen hierfür liegen ihrer Meinung nach, unter anderem an den Interessenskonflikten, welche innerhalb der Bildungsplanung bereits seit den 70er Jahren

bestehen. Sie stellen fest, dass es nicht um inhaltliche Dinge geht, sondern weiterhin um statistische Daten (wie u.a. PISA) und bildungspolitische Diskussionen (vgl. Huisinga, Lisop 2005, 12 f.). Die Politik müsse begreifen, dass in der heutigen schnelllebigen Wissensgesellschaft, Bildung als Wachstumschance zu begreifen sei und nicht als wirtschaftliche Belastung (vgl. ebd., 16 ff.). „Trotz wiederholter Hinweise auf ihre Notwendigkeit, u.a. im Schlussbericht der Enquête-Kommission „Zukünftige Bildungspolitik - Bildung 2000“ des Deutschen Bundestages (vgl. Deutscher Bundestag 1990), wurde die Curriculumforschung nicht wieder als gesellschaftliche Aufgabe gesehen und institutionalisiert“ (Huisinga, Lisop 2005, 36). Darüber hinaus stellt Klauser (2003) fest, dass die traditionelle Curriculumdiskussion abgelöst worden ist, „durch den Prozess der Konstruktion, Implementation und Evaluation von Lehr- und Lernarrangements“ (ebd., 30). Als Beispiel dafür benennt er u.a. die Debatte um die Handlungsorientierung (vgl. ebd., 28 ff.). Evers (2012) ergänzt Schlagworte wie „Lebenslanges Lernen“, den „Wechsel vom Input zum Output“, die „Kompetenzorientierung“ oder die „Qualifikationsrahmen“ (vgl. ebd., 15).
Gemäß Rauner (2003) scheitert die Qualifikationsforschung, im Rahmen der Kompetenzdebatten, an ihrer eigentlichen Aufgabe, der ganzheitlichen Analyse des beruflichen Umfeldes und kann deshalb der Curriculumforschung keinen Input mehr bieten (vgl. ebd., 247 ff.). Huisinga und Lisop (2005) empfehlen eine umfassende Curriculumreform und den Wiedereinstieg in die Forschung. Als Grundlage sehen sie eine fortlaufende empirische Qualifikationsforschung, eine parallel durchzuführende Analyse bildungsrelevanter Dokumente und eine breite Sozialisationsforschung, welche die Bedarfe von Lebenssituationen untersucht (vgl. ebd., 38). Einen Ansatz dazu bieten sie mit ihrer „Arbeitsorientierten Exemplarik (AOEX)“. Auf diese kann hier allerdings, auf Grund ihrer Komplexität, nicht weiter eingegangen werden.
Auch im Bereich der Pflege gelten die bereits erwähnten Umstände als ebenso defizitär. Deshalb fordern Darmann-Finck und Foth (2014) für die Bildung im Berufsfeld Pflege eine umfassendere Bildungs-, Qualifikations- und Sozialisationsforschung (vgl. ebd., 176 ff.).

Laut Buchmann (2014) beziehen sich aus berufsbildungswissenschaftlicher Sicht die Qualifikationsforschung und die Curriculumkonstruktion aufeinander (vgl. ebd., 208). „Eine Qualifikationsforschung ohne curriculares Erkenntnisinteresse (Stichwort: Subjektbildung) ist berufswissenschaftlich [...] ebenso wenig tragfähig wie eine Curriculumkonstruktion ohne qualifikationstheoretisch- empirische Fundierung“ (ebd., 208). Im nächsten Kapitel wird deshalb zunächst geklärt, worum es sich bei der Curriculumkonstruktion dreht.

1.3. Curriculumkonstruktion

Für Buchmann (2014) entsteht ein Curriculum nicht durch Ableitungen von Ergebnissen, sondern vielmehr aus einem „finalen System von Fragenkomplexen und Konstruktionsschritten, die jeweils mehrmals „durchlaufen“ werden“ (ebd., 208). Für Lenzen

(1971) ist bei der Konstruktion darüber hinaus wichtig, dass eine untrennbare Verbindung zwischen den inhaltlichen und den methodischen Entscheidungen besteht. Denn die Art der Vermittlung beeinflusst für ihn den Erwerb einer Qualifikation (vgl. ebd., 119). Es wird also zunächst auf das große Ganze geschaut, bevor man immer kleiner wird und am Ende die Lerneinheiten feststehen. Buchmann (2014) nennt fünf Kriterien, die es für die Konzeption von berufsbezogenen Bildungsgängen zu bedenken gilt:

- Die Ziele der Bildungsgänge,
- die Lernvoraussetzungen und –bedürfnisse der Adressaten,
- die Qualifikationsanforderungen innerhalb der Berufswelt,
- die Erkenntnisse der Wissenschaft,
- die organisatorischen und institutionellen Bedingungen der Bildungsgänge (vgl. ebd., 202).

In den modernen und sich schnell weiterentwickelnden Gesellschaften stellt sich das Problem der unmessbaren Menge an Informationen und Wissen. Deshalb haben sich in verschiedenen pädagogischen Feldern heuristische Matrizen entwickelt, die als Auswahl- und Konstruktionsmodell dienen (vgl. Huisinga, Lisop 2005, 39). Zu nennen sind hier u.a. der Strukturgitteransatz von Blankertz, oder auf die Gesundheitsberufe bezogen, der Strukturgitteransatz von Greb und die heuristische Matrix von Darmann-Finck.

Zu einer didaktischen Konzipierung gehört es grundsätzlich, sich Gedanken darüber zu machen, ob ein Curriculum offen oder geschlossen gestaltet wird. An der Art der Konzeption orientieren sich die weiteren didaktischen Überlegungen.

offene vs. geschlossene Curricula

Als „geschlossen" werden Curricula bezeichnet, in denen Lehr- und Lernmethoden, sowie die Materialen bereits festgelegt sind. Oft werden diese außerhalb der Institution durch Experten konzipiert. „Das Curriculum als fertiges, kodifiziertes Produkt ist „output" einer außerschulischen Konstruktionsphase und „input" eines Unterrichtssystems" (Siebert 1974, 98, H.i.O.). Als Kritik ist hier zu sehen, dass sie oft von außen bestimmt werden und dann durch die Lehrkräfte innerhalb der Institution, die meist nicht an der Konzeption beteiligt waren, in den Unterricht übertragen werden sollen (vgl. ebd., 94 f.). Im Bereich der Erwachsenenbildung, in der bis heute ein geringer Professionalisierungsgrad der Lehrenden vorherrscht, sind „halboffene" Curricula die auch normative Vorgaben enthalten, notwendig, um Strukturen zu erhalten und den Lehrenden Sicherheiten zu bieten (vgl. ebd., 94 f.). Komplett offene Curricula wären hier auf Grund der teilweise geringen pädagogischen Qualifikation der Lehrkräfte nur schwer zu realisieren (vgl. ebd., 109 ff.).

Während geschlossene Curricula detaillierte Kursprogramme und standardisierte Lehrvorgänge darstellen, strukturieren die offenen Curricula Lernsituationen und geben Hinweise auf einen problemorientierten Projektunterricht (vgl. ebd. 100 f.). Sie gelten als

Empfehlungen und bieten verschiedene Varianten der Umsetzung an. Charakteristisch für diese Art von Curricula sind die Problemorientierung und die Individualisierung (vgl. Siebert 1974, 100 f.).

Siebert (1974) beschreibt, sich auf Brügelmann beziehend, sechs Merkmale für offene Curricula:

1. Offenheit des Entwicklungsprozesses: Das Curriculum gilt nie als abgeschlossen und erfährt durch das Geschehen im Unterricht Veränderungsprozesse.
2. Instrumentale Offenheit: Weder empirische, noch theoretische Forschungsergebnisse werden als allgemeingültig und richtig betrachtet, sie sind nur Hypothesen, die in einer anderen Konstellation bereits widerlegt werden könnten.
3. Normative Offenheit: Das Curriculum bietet alternative Lernerfahrungen an oder erlaubt Ergänzungen von Lernangeboten.
4. Didaktische Variabilität: Es sollen möglichst viele Dimensionen der Unterrichtswirklichkeit für die Unterrichtsplanung zur Verfügung stehen.
5. Inhaltsoffenheit: Ein „integratives Curriculum", in dem die Klassifikation der Lernerfahrungen offen gehalten wird und somit situationsspezifische Handlungsschritte erlaubt.
6. Offenheit des Lernerfolgs: Verschiedenen Lernenden sollen in gemeinsamen Lernsituationen individuelle Lernerfahrungen ermöglicht werden (vgl. Siebert 1974, 99 f.).

Es werden keine Lernzielkataloge formuliert, sondern Lernzielalternativen. Nach diesem Verständnis ändern sich die Rollen der Lehrenden und Lernenden, denn es findet ein offen konstruierter Unterricht statt, in dem die Lernenden mitbestimmen können (vgl. ebd., 100). Dies erfordert von den Lehrenden eine hohe Qualifikation und ein bereits vorhandenes Selbstverständnis. Wenn die fachliche Qualifikation fehlt, kann dies nach Greb (2005) dazu führen, dass sie sich überfordert fühlen und zu falschen Lehrmitteln greifen. Sie äußert sich hierzu wie folgt: „Für einen Lehrenden in Not sind fachdidaktische Modelle und Konzepte so hilfreich wie Medikamente ohne Beipackzettel. Man kennt weder ihre Zusammensetzung noch ihren Wirkungsbereich, ihre gesundheitsverträgliche Dosierung ist ebenso unbekannt wie die drohenden Nebenwirkungen" (ebd., 48). Es muss aber nicht nur ein Wandel bei den Lehrenden stattfinden, auch bei den Lernenden muss die Bereitschaft zur Mitbestimmung vorhanden sein (vgl. Siebert 1974, 100). Im Rahmen einer Aktionsforschung, kann somit ein Curriculum aus dem Unterrichtsgeschehen heraus konzipiert werden. Ein Beispiel hierfür findet sich in der Arbeit von Altrichter und Posch (2007) „Lehrerinnen und Lehrer erforschen ihren Unterricht".

Da beide Herangehensweisen ihre Vor- und Nachteile haben, wird mittlerweile dazu übergegangen beide Ansätze zu kombinieren. Es werden bestimmte standardisierte Curriculumelemente in die Form der „offenen" Curricula integriert. Dadurch wird eine gewisse

Sicherheit für Lehrende geboten (vgl. Siebert 1974, 109).

Die Begriffe der Curriculumforschung, der Qualifikationsforschung und der Curriculumkonstruktion liegen inhaltlich nah beieinander. Wie Buchmann (2014) bereits darstellte, kann das eine ohne das andere nicht funktionieren (vgl. Buchmann 2014, 207). Als eine theoretische Basis für die vorangegangenen Ausführungen kann die Curriculumtheorie gesehen werden. Sie greift inhaltlich auf die bereits erwähnten Aspekte zurück, gibt dem Ganzen aber einen theoretischen, gedanklichen Rahmen. Ausführungen hierzu folgen im nächsten Kapitel.

1.4 Curriculumtheorien

Jedes Curriculum besitzt eine allgemeine Curriculumtheorie als Basis, die über den Allgemeinheitsanspruch hinausgeht. Ähnlich formulierte Klafki sein Gesamtverständnis von Bildung als Grundlage der Allgemeinen Didaktik (vgl. Hameyer 1983, 29). Mit Hilfe der Theorien soll geklärt werden, welches curriculare Verständnis zu Grunde liegt (vgl. ebd., 54). Frey (1983) unterscheidet drei Ebenen einer Curriculumtheorie: „1. Konstruktiv-erschließende Ebene, 2. analytisch-erklärende Ebene, 3. ideographisch-konkretisierende Ebene" (Frey zit. n. Hameyer 1983, 29 f.). In der ersten Ebene wird das Forschungsfeld systematisiert. In der zweiten findet die detaillierte Theoriebildung statt, z.B. das generieren von Taxonomiestufen und auf der dritten Ebene werden besondere kulturelle und subkulturelle Probleme diagnostiziert (vgl. Hamayer 1983, 30). Bis heute besteht Uneinigkeit darüber, was eine solche Theorie alles beinhalten sollte, ohne ein bodenloses Fass zu werden. Für Siebert (1974) umfasst sie idealerweise folgendes:

> „Die Curriculumtheorie klärt die wissenschaftstheoretischen, gesellschaftstheoretischen und anthropologischen Prämissen, bemüht sich um eine Klärung der Kategorien und Begriffe und reflektiert die Bildungszusammenhänge, sowie die gewollten und ungewollten Auswirkungen der Curricula. Sie definiert den Lernbegriff ebenso wie die Funktion der Fachwissenschaften für den Lernprozeß (sic!), sie ermittelt, welche curricularen Planungsdaten erhoben werden müssen und wie unterschiedliche Informationsklassen aufeinander bezogen werden können" (ebd., 38).

Greb (2013) schreibt zum Begriff der Curriculumtheorie, dass Aussagen an Hand der übergeordneten Theorie falsifiziert oder verifiziert werden können (vgl. ebd., 15). Von einer Curriculumtheorie erwartet sie: „die Begründung des Konstruktionsprozesses mit den einzuhaltenden Schritten und ihrer Reihenfolge, z.B. Bedingung-, Situations-, Qualifikationsanalyse, Auswahl der Bildungsinhalte und Zielformulierungen, sowie Transparenz in den Strukturierungsprinzipien" (ebd., 15).

Lipsmeier empfiehlt nach Greb (2013) eine Systematisierung beruflicher Curricula entsprechend den Prinzipien der Konzeptionierung und nach dem Prinzip der Strukturierung (vgl. ebd., 15). Dabei wird die Konzeptionierung (bzw. Architektur) an Hand der Leitideen eines Curriculum dargestellt: dem Wissenschafts-, Persönlichkeits- und Situationsprinzip (vgl. Greb 2013, 15). Das Prinzip der Strukturierung bezieht sich auf die konkrete

Ausgestaltung der Inhalte und auf die Art des zu Grunde gelegten didaktischen Modells u.a. kategorial (z.B. Klafki), projektförmig (z.B. Frey), strukturgittermäßig (z.B. Blankertz, Greb) oder lernfeldorientiert (vgl. ebd., 15 f.).
Während das Modell Klafkis vor allem im Bereich der allgemeinbildenden Schulen Einzug gehalten hat, sind die Modelle von Heimann/Otto/Schulz und Möller eher im Bereich der Berufsbildung anzutreffen (vgl. Plaumann 2012, 29). Eine differenzierte Einteilung gestaltet sich insgesamt als schwierig. Als berufsfeldübergreifende Konzepte finden der Strukturgitteransatz von Blankertz, der Schlüsselqualifikationsansatz von Mertens oder die arbeitsorientierte Exemplarik (AEOX) von Lisop und Huisinga Anwendung (vgl. Nickolaus 2012, 33). In neueren didaktischen Ansätzen wird dem Lernen am Arbeitsplatz mehr Beachtung geschenkt, wie bei Fischer, oder ein konstruktivistisches Gedankengut zu Grunde gelegt wie bei Siebert oder Riedl (vgl. ebd., 34).

Wie in der vorangegangenen Ausführung dargestellt, finden also mittlerweile zahlreiche Theorien Anwendung. Jedes Fachgebiet, das mit Aus-, Fort- und Weiterbildung zu tun hat, hat demzufolge im Rahmen der berufseigenen Bildungsforschung den Versuch unternommen eigene „Fachtheorien“ zu entwickeln. Darüber hinaus werden im Bereich der Curriculumkonstruktion oft synonyme Begriffe verwendet. So hat sich für den Bereich der „Fachtheorien“ der Begriff der „Fachdidaktik“ durchgesetzt (vgl. Ertl-Schmuck, Fichtmüller 2009, 78). Im nächsten Kapitel wird die Notwendigkeit von Fachdidaktiken dargestellt.

1.4.1 Allgemeine Theorien zur Curriculumentwicklung vs. Fachdidaktiken

Tietgens vertritt gemäß Siebert (1974) den Standpunkt, dass es keine einheitliche Curriculumkonstruktion geben kann und Curricula „aufgabenbezogen“ sein müssen, also auf die Zielgruppe, deren Bedürfnisse und deren Absichten angepasst (vgl. ebd., 11). Ähnlich äußert sich Plaumann (2012) dazu: „Die Allgemeine Didaktik (kann) nicht alle Lehr- und Lernprobleme lösen [...]. Daher sind spezifische (Fach-) Didaktiken vonnöten. Die Fachdidaktik ist im Schnittpunkt von Fachwissenschaft und Allgemeiner Didaktik angesiedelt“ (ebd., 16). Das Verhältnis von Allgemeiner Didaktik zur Fachdidaktik könnte nach ihr also wie folgt dargestellt werden: „Die Fachdidaktik braucht die Allgemeine Didaktik, da sie allein keine Aussagen zu Bildungs- und Lerntheorien, Lehrerrolle und Lehrerhandeln, Schule und Unterricht als Institution machen kann“ (ebd., 17).
Nach Kron (1994), in Anlehnung an Ruprecht umfassen die Aufgaben einer Fachdidaktik:

- „die Herausarbeitung der grundlegenden Fachinhalte und Begriffe,
- die Ermittlung und wissenschaftliche Überprüfung von Lernzielen,
- die Begründung der Bildungsrelevanz der Inhalte,
- die Erforschung adäquater Vermittlungsverfahren inklusive Medien,
- sowie die Erarbeitung von Evaluationsverfahren“ (vgl. Kron 1994, 36 zit. n. Plaumann 2012, 17).

Eine Grundlage für die Herausarbeitung der Fachinhalte und der Begrifflichkeiten bietet der im nächsten Abschnitt beschriebene Strukturgitteransatz von Herwig Blankertz. Dieser findet bis heute im Bereich der Berufsbildung Verwendung und gilt als pädagogischer Maßstab beruflicher Curriculumentwicklung (vgl. Greb 2009, 30). Im Anschluss wird eine Übertragung auf die Fachdidaktik Pflege und die aus Blankertz Strukturgitter weiterentwickelte kategoriale Analyse pflegeberuflicher Handlungen von Greb vorgestellt.

Der Strukturgitteransatz (nach Blankertz)

Die Wurzeln dieses Ansatzes liegen bereits in den 1960er Jahren. Groth und Kell entwickelten in der Arbeitsgruppe um Blankertz in Berlin eine erste didaktische Matrix (vgl. Blankertz 1971, 10). Diese wurde Anfang der 70er Jahre im Münsteraner Arbeitskreis für Didaktik, unter wissenschaftlicher Begleitung des großen Kollegstufen-Modell-Versuchs des Landes Nordrhein-Westfalen, weiterentwickelt (ebd., 10). „Unter der Leitung von Herwig Blankertz wurde in kombinierter Theorieentwicklung und Feldforschung, unter Einbezug zahlreicher Schulen und Kollegien versucht, Wege der Integration von Berufsbildung und Allgemeinbildung zu finden“ (Huisinga, Lisop 2005, 65). Für ihn war wichtig, dass Theorie und Praxis eins werden, um „die „Praxis“ der Arbeitswelt im Modell erlernbar zu machen“ (Blankertz 1971, 28). Durch diesen Ansatz entstand Blankertz vielzitierter Kerngedanke: „Allgemeinbildung im Medium des Berufs“ (Greb 2005, 51). Bildung wird seiner Meinung nach durch zwei Prinzipien eingelöst: Zum einen der Wissenschaftsorientierung des Unterrichts, zum anderen der benötigten Kritikfähigkeit des Individuums bei der Ausübung seines Berufes (vgl. Greb 2009, 30 f.). Die Wissenschaftsorientierung ist heutzutage unerlässlich, muss aber kritisch betrachtet und analysiert werden (vgl. ebd., 31). Durch Wissenschaft können alle Lebenssituationen aufgeschlüsselt und bearbeitet werden, deshalb ist es für das Individuum unabdingbar, über dieses Wissen zu verfügen und es kritisch anwenden zu können (vgl. ebd., 30).

Im Rahmen der Curriculumforschung und der Entwicklung von Strukturgittern, werden empirisch-analytische Verfahren verwendet. Diese erfahrungswissenschaftlichen Instrumentarien müssen, in Anlehnung an die kritische Theorie der Frankfurter Schule (u.a. Adorno, Horkheimer), ideologiekritisch sein und politisch-gesellschaftliche Funktionen hinterfragen (vgl. Blankertz 1971, 10).

Blankertz (1971) sieht die Strukturgitter als gute Ansätze zu einer grundlegenden Themenfindung. Zuletzt müssen aber, nach seinem Verständnis, Qualifikationen erreicht werden und vor allem eine Persönlichkeitsbildung anstellt einer Berufsbildung stattfinden (vgl. ebd., 30 f.). Er hält deshalb ein starres Festhalten an den Ergebnissen der Strukturgitter nicht für sinnvoll. Für ihn geben diese lediglich einen Rahmen vor, der individuell gefüllt werden muss (vgl. ebd., 32). Dies sollte, wie bereits durch Siebert gefordert, durch eine Beteiligung der Lehrenden und Lernenden an der Entwicklung des Lehrplans vor Ort erfolgen (partizipationsorientierte Curriculumentwicklung) (vgl. Greb 2009, 31). Zudem muss der zeitliche Aufwand auch dem Lernerfolg und dem Nutzen gleichkommen (vgl. Blankertz 1971, 28 f.). Blankertz (1974) definiert deshalb Strukturgitter wie folgt:

> „Es handelt sich um Kriterienkomplexe, mit deren Hilfe vorgegebene, inhaltlich bestimmte Zumutungen zu Lerngegenständen, zu Unterrichtsinhalten strukturiert und qualifiziert werden, weiterhin auch vorliegende komplexe Unterrichtsinhalte (Unterricht, Lehrbücher, Richtlinien uws.) beurteilt und mit Bestimmtheit kritisiert werden können. Strukturgitter leisten also das, was früher ein einziges, in seinen Aspekten schwer durchschaubares Auswahl- und Konstitutionskriterium, nämlich „Bildung" leisten sollte. Ihm gegenüber haben Strukturgitter jedoch zwei Vorzüge: Einerseits sind sie auf den jeweiligen Unterrichtsbereich hin differenziert und implizieren die jeweilige wissenschaftsdidaktische Fachstruktur, andererseits legen sie ihre normativen Voraussetzungen ausdrücklich offen [...]. Didaktische Strukturgitter sind also weder Lerninhalte noch Lernziele, sondern Kriterien für deren Beurteilung in analytischer und konstruktiver Absicht" (Blankertz 1974, 19 f. zit. n. Greb 2009, 32).

Positiv zum Strukturgitteransatz und dessen Weiterentwicklungen äußern sich Huisinga und Lisop (2005): „Der Ansatz betont die Interdependenz von Technik, Ökonomie und Politik, die Entwicklung von Kompetenz zur Veränderung gesellschaftlicher Praxis und die anthropogenen und soziokulturellen Voraussetzungen des Lernens" (ebd., 71). Sie glauben, dass es wichtig ist, Wissenschaft über eben diese zentralen Kategorien zu transportieren, da Wissenschaft an sich nicht bildungsbedeutsam sei, sondern lediglich Erkenntnisse generieren würde (vgl. ebd., 72).

Für Blankertz (1971) ergeben sich folgende Bedingungsfaktoren, die vor einer Planung zusammengetragen, bzw. vorab analysiert werden müssen:

a. Die objektivierbaren Veränderungen in der Lebenssituation (Arbeitswelt, Freizeit, Politische Beteiligung), welche die Reflexivität in allen Lernprozessen bedingen.
b. Die entgegenstehenden Faktoren im Bereich der vorgegebenen Institutionen, wie z.B. der traditionelle Lehrplan oder das berufliche Ausbildungssystem.
c. Die politisch- gesellschaftlichen Postulate (konservativ, progressiv).
d. Die soziokulturellen und anthropogenen Voraussetzungen. Empirisch objektivierbare Grenzen sind hier gesetzt durch „naturhaft gegebene Anlagen" und „sozialspezifische Schranken" (vgl. ebd., 25 ff.).

Erst wenn diese Dinge fixiert sind kann mit der Lehrplankonstruktion begonnen werden. Diese einzelnen Schritte werden in der folgenden Grafik (Abb. 1, Greb 2005, 272) dargestellt:

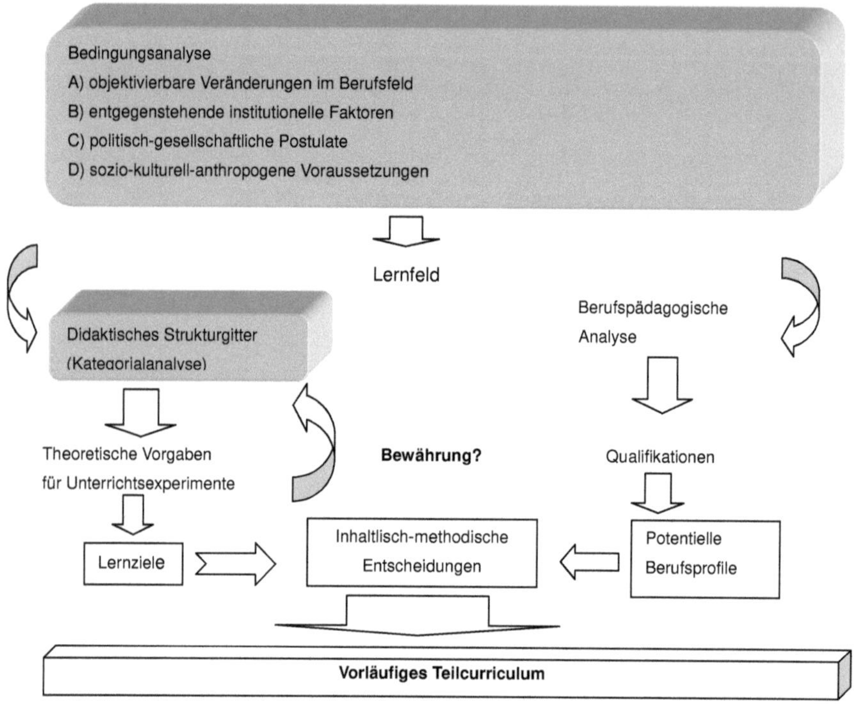

Abb. 1: Prozess der Curriculumentwicklung nach Blankertz

Nach den Ausführungen zu Blankertz Strukturgitter als ein exemplarisches Beispiel für eine Berufsgruppenunabhängige Fachdidaktik, soll im nächsten Kapitel weiterführend auf die Entwicklungen von Fachdidaktiken im Bereich der Gesundheitsberufe eingegangen.

1.4.2 Fachdidaktiken in den Gesundheitsberufen

Gesundheitsberufe, auch Heilberufe genannt, sind Berufe innerhalb des Gesundheitssystems, die darauf zielen zu diagnostizieren, zu heilen, zu lindern oder zu verhüten (vgl. Kuhlmey, Höppner, Schaeffer 2014, 661). Diese Gesundheitsberufe unterscheiden sich in Aufgaben, Rollen und Positionen voneinander. Die Medizin rangiert, im Gegensatz zu anderen Ländern- an höchster Position- während die nicht akademisierten Gesundheitsberufe eher an unterster Stelle der Hierarchie anzutreffen sind (vgl. ebd. 663). Aktuell entwickelt jeder Gesundheitsberuf für sein Fach eigene Theorien und Didaktiken. So wird u.a. am Universitätsklinikum der Stadt München am Institut für Didaktik und Ausbildungsforschung in der Medizin, eine eigene Fachdidaktik entworfen. Andere Bereiche im Gesundheitswesen wie u.a. die Ergotherapie oder die Physiotherapie machen sich gerade erst auf den Weg. Eine übergreifende Fachdidaktik für den Bereich der Gesundheitsberufe steht jedoch noch aus. Eine erste Skizze zu einer übergreifenden

Hochschuldidaktik Gesundheit erfolgte von Reiber (vgl. Walkenhorst, Nauerth 2014, 140 f.). Die Prozesse gestalten sich schwierig, weil „die Entwicklung einer Fachdidaktik eine doppelte Expertise voraussetzt, zunächst eine fachwissenschaftliche in der jeweiligen Fachdisziplin und zum anderen eine bildungswissenschaftliche Expertise“ (ebd., 140). Auf Grund der bisher geringen Zahl an akademisch ausgebildeten Lehrkräften für den Bereich der Gesundheitsfachberufe, stellt dies eine große Herausforderung dar. Eine weitere sieht Remmers (2014), besonders für den Bereich personenbezogener, helfender Berufe darin, die Bildungsgehalte allgemeiner und beruflicher Bildung zu verschränken (vgl. ebd., 39). Zudem sollte bei allen Fachdidaktiken beachtet werden, den allgemeinbildenden Anspruch der Persönlichkeitsbildung mit aufgreifen und mit dem Blick auf die spezifischen Herausforderungen eines Feldes diese didaktisch in den Alltag zu transformieren (vgl. Remmers 2014, 39). Auf Grund der noch geringen Akademisierung, hat die Curriculumentwicklung der Pflege, im Vergleich zum öffentlichen Bildungssystem, noch keine lange Tradition (vgl. Hundenborn 2014, 269). Was den Bereich der Fachdidaktik für Gesundheitsberufe so besonders macht, soll das nächste Kapitel kurz aufzeigen.

1.4.3 Entwicklungen in der Fachdidaktik Pflege

Ertl- Schmuck und Fichtmüller (2009) sind der Meinung, dass die Pflege „ein hochkomplexes Geschehen (ist)“ (ebd., 7). Es wird dadurch komplex, dass das Handeln in der Pflege immer auf den „Koproduzenten“, den Patienten und seine Angehörige, angewiesen ist. Daraus resultieren Phänomene wie u.a. das Handeln in Ungewissheit und eine hohe Interaktionsdichte (vgl. ebd., 7). Sie begründen, dass durch diese und andere Einflussfaktoren, die auf das Handeln in der Pflege einwirken, eine eigene Fachdidaktik von Nöten ist, die eben diese Faktoren mit einbeziehen kann (vgl. ebd., 7). „Entsprechend reichen allgemeine didaktische Ansätze ebenso wenig aus, wie sie in anderen Berufsausbildungen für angemessen erachtet werden“ (Ertl-Schmuck, Fichtmüller 2009, 7). Eine Fachdidaktik Pflege, sollte eine Verknüpfung aus den Erkenntnissen der Erziehungswissenschaft (insbesondere der allgemeinen Didaktik) und Berufspädagogik (genauer der Didaktik der beruflichen Ausbildung bzw. Weiterbildung) sowie der Pflegewissenschaft beinhalten (vgl. Plaumann 2012, 13). Ertl- Schmuck und Fichtmüller (2009) definieren die Pflegedidaktik wie folgt:

> „Sie ist eine Handlungswissenschaft, die interdisziplinär angelegt ist. Sie macht Aussagen zu den pflegeberuflichen Lehr- und Lernprozessen, insbesondere zu relevanten Aneignungsgegenständen und zu den am Lernprozess beteiligten Subjekten, in institutionalisierten Kontexten. Die Aufgabe der Pflegedidaktik bestehet darin, die Lehr-/Lernprozesse zu beschrieben und zu analysieren. Ihr Anliegen ist die Generierung von Begründungs-, Orientierungs- und Reflexionsrahmen zur zielgerichteten sowie strukturierter Gestaltung von Lern – und Bildungsprozessen und deren Bedingungsgefüge“ (ebd., 45f.).

Fachdidaktische Entwürfe für das Berufsfeld Pflege sind u.a.:

- Die „Interaktionistische Pflegedidaktik“ von Darmann- Finck (unter Mitarbeit von Muths). Diese Didaktik hat eine bildungstheoretische Perspektive und arbeitet mit

Lerninseln und Schlüsselproblemen (vgl. Darmann-Finck 2010, 13 ff.).

- Der Strukturgitteransatz von Greb. Dieser verfolgt ebenfalls eine bildungstheoretische Perspektive und arbeitet anhand einer pflegedidaktischen Kategorialanalyse (vgl. Greb 2010, 124 ff.).
- Die „kritisch konstruktive Lernfelddidaktik" von Wittneben. Auch hier wird der Bildungsbegriff zu Grunde gelegt (vgl. Wittneben 2009, 103 ff.).
- Die „Subjektive Theorie als Voraussetzung für handlungsrelevantes berufliches Lernen" von Schwarz-Govaers. Die Theorie basiert auf einem konstruktivistischem Zugang und arbeitet mit einem problembasierten Lernbegriff als Basis (vgl. Schwarz-Govaers 2010, 166 ff.).
- „Pflege gestalten lernen" Fichtmüller und Walter, dort wird der Lernbegriff zu Grunde gelegt (vgl. Fichtmüller, Walter 2010, 91 ff.).
- Die „Subjektorientierte Pflegedidaktik" von Ertl- Schmuck, in dieser ist das Subjekt das zentrale Element. Der Fokus liegt auf einer reflexiven, kritischen Ebene (vgl. Darmann-Finck, Foth 2014, 166).

Alle diese Theorien für sich beinhalten Aspekte für die Entwicklung einer eigenen Pflegedidaktik.

Sich auf das bereits vorgestellte Modell zur Curriculumentwicklung von Blankertz beziehend, wird hier als nächstes der Strukturgitteransatz oder die pflegedidaktische Kategorialanalyse nach Greb vorgestellt. Alle anderen Didaktiken zum Fachbereich Pflege werden hier auf Grund der Seitenbegrenzung nicht aufgeführt, sind aber im Buch von Ertl- Schmuck und Fichtmüller (2010) „Theorien und Modelle der Pflegedidaktik" ausführlich beschrieben.

Der Strukturgitteransatz Fachdidaktik Pflege nach Greb

Der erste Entwurf einer pflegedidaktischen Matrix entstand zwischen 1995 und 1998 an der Universität in Osnabrück im Rahmen des berufsbegleitenden Weiterbildungsstudiengangs für Lehrer an Schulen des Gesundheitswesens (vgl. Greb 2010, 126). Die Arbeiten begannen mit der Rekonstruktion des „Metaparadigmas der Pflege" und es entstanden vier Begriffe (Person, Gesundheit, Umwelt und Pflege) die mit den Kategorien einer Matrix (Krankheitserleben, Individuum und Interaktion) ins Verhältnis gesetzt wurden (vgl. ebd., 127). Für die weitere Entwicklung der kategorialen Analyse wurde der Strukturgitteransatz von Blankertz als Grundlage für eine Systematik herangezogen (vgl. ebd., 127). Innerhalb des Promotionsprojektes von Greb entstand so aus der kategorialen Analyse die Basis für das Strukturgitter für die Pflege (Greb 2009, 23). Die wissenschaftstheoretischen Wurzeln dieses Modells liegen so wie bei Blankertz in der kritischen Theorie der Frankfurter Schule (Adorno, Horkheimer) (vgl. ebd., 27). Da Wissen nicht kontextunabhängig, sondern immer durch die Gesellschaft u.a. durch die Sprache geprägt ist, gilt es dieses immer wieder zu hinterfragen (vgl. ebd. 27).

Greb (2010) definiert das Strukturgitter bzw. die Kategorialanalyse wie folgt:

> „Sie ist eine durch pflegepädagogische Kategorien gelenkte systematische Analyse und Reflexion von Anforderungen, wie sie beispielsweise durch Lernfelder oder Bildungspläne vorgegeben sind. In einer theoretischen Kategorialanalyse werden empirische und fachwissenschaftliche Sachverhalte der Pflege sowie berufliche Handlungserfordernisse mit Hilfe eines pflegeimmanenten Kriteriensatzes in didaktische Gegenstände übersetzt (transformiert) und auf diesem Weg als Unterrichtsgegenstände bildungstheoretisch fundiert“ (ebd., 125).

Im Verlauf einer curricularen Konstruktion würden nach der Kategorialanalyse eine Bedingungsanalyse und eine empirische Realanalyse stattfinden (vgl. ebd., 125). „Der Kriteriensatz des Strukturgitters kann gleichermaßen zur Entscheidung über Bildungsinhalte wie zur pflegedidaktischen Ausrichtung der Sachanalyse herangezogen werden“ (ebd., 130). Die Matrix soll Lehrende dabei unterstützen die Pflegewirklichkeit und Pflegetheorie in Bildungsgegenstände zu verwandeln (vgl. Greb 2009, 32). Durch sie wird versucht „Pflege in Konstellationen sichtbar zu machen“ (ebd., 29). Strukturgitter dienen also der Übersetzung, deshalb werden sie auch als curriculare Transformationsgrammatik betitelt (vgl. ebd., 32). Nach Greb (2010) lässt sich „der Kriteriensatz für Berufsgruppen unterschiedlich zusammenstellen, bzw. je nach Lernfeldschwerpunkt innerhalb eines Rahmenlehrplans abwandeln“ (ebd., 157). Unter der Beteiligung ihrer Studierenden entwickelt sie immer weitere Kriteriensätze für unterschiedliche Fachgebiete (u.a. Psychiatrie und Intensiv). In der Grafik auf Seite 24 wird der Kriteriensatz in Bezug auf die Gesundheitsfachberufe allgemein dargestellt (Abb. 2, ebd., 157). Dieses Strukturgitter wird derzeit an der Universität Hamburg erprobt (vgl. Greb 2010, 156). Alle Kategorien der Struktur sind nach Bedarf erweiterbar. „Die horizontalen Zeilenkategorien beziehen sich auf den *Systemzusammenhang* pflegerischen Handelns“ (Greb 2009, 32, H.i.O.). „Die vertikalen Spaltenkategorien beinhalten die *Subjektperspektive* mit dem Bildungsanspruch und dem pädagogischen Auftrag“ (ebd., 33, H.i.O.). Innerhalb der Strukturgitterfelder erfolgt dann die Verknüpfung von Subjekt- und Systembezug (vgl. Greb 2005, 50). Auf diese Weise können exemplarische Situationen eines Berufsfeldes an Hand des Kriteriensatzes für Lernfelder thematisch aufbereitet werden (vgl. ebd., 36 f.).

Kritisiert und zeitgleich gewürdigt wird ihre Arbeit und die vorherigen an den Strukturgittern durch Gruschka (2010). Er bemängelt die „Überfrachtung“ der Strukturgitter. Diese würden Unterrichtsinhalte in so einer Vielfalt generiert werden, dass es eine Umsetzung in den normalen Schulalltag unmöglich macht (vgl. ebd., 160). „Eher glichen die Kursentwürfe einem akademischen Programm für mehrere Semester als einem realisierbaren Entwurf für einen zweistündigen Halbjahreskurs“ (ebd., 160). Zeitgleich würdigt er jedoch Grebs pädagogischen, kritischen Anspruch und ihre gut durchdachten Ausführungen (vgl. Gruschka 2010, 163).

<table>
<tr><td colspan="6">Ältere kritische Theorie Bezugssystem. Tausch und Herrschaft</td></tr>
<tr><td colspan="6">Bildung und Gesellschaft: Gesundheits- und Pflegepädagogik (Blankertz, Heydorn)</td></tr>
<tr><td rowspan="10">1. Pflege- und Gesundheitswissenschaft</td><td colspan="2">Perspektiven
Zentrale Medien</td><td>I. Individuum (leibgebundene Perspektive)</td><td>II. Interaktion (humanitär-moralische Perspektive) (Pflegende vs. Angehörige)</td><td>III. Institution (gesundheitspolitisch-ökonomische Perspektive)</td></tr>
<tr><td rowspan="3">1. Krankheitserleben (Gesundheitsproblem, Befund, Befinden)</td><td>Thema</td><td>Lebensentwurf und Lebensqualität</td><td>Selbstwahrnehmung und Fremdwahrnehmung</td><td>Diagnose und Angebot</td></tr>
<tr><td>Problem</td><td>Introspektionsfähigkeit</td><td>Anerkennung</td><td>Kundensouveränität</td></tr>
<tr><td>Reflexion</td><td>Leiderfahrungen und Leibentfremdung</td><td>Mimesis und Projektion</td><td>Individualität und Standardisierung</td></tr>
<tr><td rowspan="3">2. Helfen (Handlungstyp)
Beratung
Therapie
Assistenz</td><td>Thema</td><td>Fachkompetenz und Laienkompetenz</td><td>Teamarbeit und Konkurrenz</td><td>Effektivität und Nachhaltigkeit</td></tr>
<tr><td>Problem</td><td>Asymmetrie</td><td>Intersubjektivitätsbezogenheit</td><td>Professionalisierung</td></tr>
<tr><td>Reflexion</td><td>Beziehung und Methode</td><td>Selbstbestimmung und Fremdbestimmung</td><td>Tradition und Emanzipation</td></tr>
<tr><td rowspan="3">3. Gesundheitswesen
Strukturen
Einrichtungen
Finanzierung</td><td>Thema</td><td>Bedürfnis und Verwaltung</td><td>Politisierung und Verwissenschaftlichung</td><td>Zuständigkeit und (Selbst) Verantwortung</td></tr>
<tr><td>Problem</td><td>Intransparenz</td><td>Management</td><td>Vernetzung</td></tr>
<tr><td>Reflexion</td><td>Individuum und Organisation</td><td>Humanisierung und Sozialtechnologie</td><td>Rentabilität und soziale Gerechtigkeit</td></tr>
</table>

Abb.2: Erweiterte Fassung des Strukturgitters für die Gesundheitsfachberufe

Mit der Weiterentwicklung der Pflege und vor allem der Etablierung der Pflegewissenschaft begannen auch erneut die Bemühungen um eine Curriculumentwicklung in der Pflege. Hundenborn und Knigge-Demal entwickelten ihren systemischen Ansatz basierend auf dem mehrphasigen Modell von Siebert (vgl. Hundenborn 2014, 272). Leider musste die Arbeit eingestellt werden, aber bereits die Zwischenergebnisse dienten als Grundlage für andere curriculare Entwicklungen, z.B. das „Modell der gestuften und modularisierten Altenpflegequalifizierung“ (FH Bielefeld und Dip) und die „Entwicklung eines Curriculum für die Praxisanleitung in NRW“ (Nienhaus, Naumer) (vgl. Hundenborn 2014, 271). Zudem implementieren sich Modellversuche auf Basis integrativer und generalistischer Ausbildungsformen, gefördert durch das Bundesministerium und unterstützt u.a. durch das Deutsche Institut für angewandte Pflegeforschung (vgl. ebd., 275).

Für die meisten die ein Curriculum konzipieren, endet das Projekt mit einem fertigen Produkt. Robinsohn und Siebert sahen die Curriculumevaluation allerdings als einen Abschluss der Konzeption und zeitgleich als einen Beginn der Überarbeitung, bzw. Neukonzipierung (vgl. Siebert 1974, 8). Im folgenden Kapitel wird sich daher mit der Implementation und Evaluation von Curricula auseinandersetzen.

1.5 Curriculumimplementation und -evaluation

Nach Sieberts Kritik bleibt nicht nur die Umsetzung von Curricula in den Unterrichtsalltag verborgen, sondern bereits die ersten Schritte der Curriculumplanung. Beides sollte seiner Meinung nach kontinuierlich in Form einer formativen Evaluation begleitet werden (vgl. Siebert 1974, 94). Eine Übersicht über die geplanten oder durchgeführten Schritte innerhalb der Konstruktion bietet ein Ablaufplan (=Curriculumstrategie) (vgl. ebd., 94 f.). Die Konstruktion ist als eine Art Handlungsbeschreibung oder -Anleitung zu sehen. Die Curriculumstrategie hingegen soll, unter Berücksichtigung von Informationen, Personen und Institutionen, eine Abfolge der Verhaltensereignisse und ihrer Zusammenhänge geben. „Erst an Hand einer solchen Strategie kann die Curriculumentwicklung evaluiert werden" (Frey 1970, 14 f. zit. n. Siebert 1974, 38).

Aber nicht nur der Evaluation, auch der Implementation der Curricula, also der tatsächlichen Umsetzung in den Unterricht wird meist wenig Beachtung geschenkt (vgl. Siebert 1974, 93). So besteht die Gefahr, dass neben dem eigentlich geplanten, ein zweites, latentes Curriculum entwickelt wird. Dies ist dann jedoch, auf Grund der individuellen Umsetzung, nicht mehr kontrollierbar (vgl. ebd., 93). Siebert (1974) empfiehlt daher den Einbezug der Implementationsphase in die Konstruktionsphase. Da nicht alle Faktoren des Lehr- und Lernfelds vorhersehbar sind, gilt es die Implementation engmaschig zu begleiten, um ggf. Korrekturen an der Konstruktion vornehmen zu können (vgl. ebd., 93 f.).

Das soll nicht bedeuten, dass Curricula strikt nach einem Plan, bzw. einer Struktur konzipiert werden, oft bedingen sich die verschiedenen Ebenen oder Schritte wechselseitig und beziehen sich aufeinander. Doch „ohne eine entsprechende Methodik lässt sich die Strukturierung von Curricula nicht bewältigen" (Huisinga, Lisop 2005, 39). Hierfür wurde der Begriff der Curriculummethodologie eingeführt. Die Methodologie „stellt das Instrumentarium zur Erhebung und Verarbeitung der Daten bereit. Diese Instrumente umfassen sowohl Techniken der Qualifikations- und Arbeitsplatzanalyse als auch Techniken der Entscheidungsfindung und Konsensbildung, der Lernzielpräzisierung und -hierarchisierung" (Siebert 1974, 38). Die „Entwicklung und Evaluierung von Qualifikationsmaßnahmen auf unterschiedlichen Ebenen z.B. die Evaluierung aktuell angebotener Fort- und Weiterbildungen für Pflegende, Curriculumentwicklung für akademische Qualifizierungsangebote, Wissenstransfer zwischen Wissenschaft und Praxis, Regel- und Spezialversorgung" ist ein intensiv bearbeitetes Thema der internationalen Pflegeforschung (Ewers 2014, 572).

In Fort- und Weiterbildungen oder an Hochschulen ist heutzutage meist im Rahmen einer Zertifizierung bzw. Akkreditierung, eine Evaluation fester Bestandteil der Konzeption.

Wie die Darstellung verschiedener Didaktiken und die beispielhafte Vorstellung zweier Modelle gezeigt hat, sind vor allem gesellschaftliche und politische Strukturen und Vorgaben ausschlaggebend für die Ausgestaltung von Curricula. Hierzu gehören neben den verschiedenen gesetzlichen Vorgaben (z.B. die Gesetzte für die Erwachsenen- und Weiterbildung, die Berufsgesetzte der Krankenpflege oder Altenpflege, die Hochschulgesetzte u.v.m.), ebenso die Entscheidungen aus der Berufs- und Bildungspolitik und der europäischen Union. Auf diese Einflüsse in Bezug auf die Planung von Fort- und Weiterbildungen wird im nächsten Kapiteln näher eingegangen.

1.6 Berufs- und Bildungspolitische Einflüsse

Entscheidungen auf europäischer Ebene haben in den letzten Jahren dazu geführt, dass national ein Umdenken in der Bildung eingeleitet wurde. „Dieses Umdenken wurde geprägt durch die Aussagen wichtiger Institutionen wie z.B. der KMK (Kultusministerkonferenz), der HRK (Hochschulrektorenkonferenz), des Forum Bildung des BIBB (Bundesinstitut für berufliche Bildung), der HRK (Hochschulrektorenkonferenz), der BLK (Bund-Länder Kommission) oder dem CHE (Centrum für Hochschulentwicklung)" (Evers, Nauerth 2008, 261). Die Tendenzen für den europäischen Bildungsraum, für das Feld der Weiterbildung sind u.a.:

- Weiterbildungen sollen in modularisierter Form angeboten werden,
- sie sollen möglichst mit einem international vergleichbaren Zertifikat abgeschlossen werden, nach Möglichkeit unter Anwendung eines Zertifizierungs-Systems wie dem ECTS (European Credit Transfer System),
- sie sollen in einem einheitlich geführten und somit vergleichbaren „Qualifikations- und Weiterbildungspass" dokumentiert werden,
- sie sollen nach Möglichkeit in der Verantwortung des tertiären Bildungsbereichs liegen (vgl. Stöcker 2004, ISSRT 2003, DIPF 2004 in Evers, Nauerth 2008, 261).

Zudem gibt es national seitens der KMK die Forderung nach einer lernfeldorientierten Didaktik im Sinne der Handlungsorientierung (vgl. Handreichung der KMK 2011).

Zu erwähnen sei an dieser Stelle, dass die pflegeberufliche Bildung im Vergleich zu anderen beruflichen Bildungsgängen eine Sonderstellung einnimmt. Die Ausbildung in den Gesundheitsberufen findet auf Grundlage eigenständiger Berufszulassungsgesetze an sogenannten Schulen der besonderen Art statt und nicht wie andere Ausbildungsberufe nach den Bestimmungen des Berufsbildungsgesetztes (BBiG). Damit wird die pflegeberufliche Ausbildung außerhalb des „dualen Systems" geführt (vgl. Evers 2012, 20). Dies hat Auswirkungen auf die Fort- und Weiterbildungen in den Gesundheitsberufen, denn „in diesem Zusammenhang wird in Kauf genommen, dass sich die meisten Berufe im

Gesundheitswesen, nicht nur in rechtlicher, sondern auch in administrativer, institutioneller, wie auch pädagogischer Hinsicht außerhalb des heute üblichen Rahmens der Berufsbildung in Deutschland bewegen" (Bals 2006, 402 zit. n. Evers 2012, 20). Evers (2012) sieht darin den Grund, „dass jedes Bundesland einzeln für die konkrete Umsetzung und Ausgestaltung der pflegebezogenen Berufsgesetzte zuständig ist und diese entsprechend individuell gestalten kann; die für andere Berufsausbildungen geltenden übergeordneten Rahmenrichtlinien und Empfehlungen[...] finden dadurch nicht zwingend Anwendung" (ebd., 20). Auch deshalb variiert die Zahl der staatlich anerkannten Fachweiterbildungen von Bundesland zu Bundesland (vgl. Evers, Nauerth 2008, 255 ff.). Einige dieser Angebote sind durch Berufsverbände oder die deutsche Krankenhausgesellschaft (DKG) bundeseinheitlich geregelt. Diesen fehlt jedoch grundsätzlich eine staatliche Anerkennung (vgl. ebd., 255 ff.). Beispiele hierfür sind u.a. innerhalb der Krankenpflege die Fachweiterbildung zur onkologischen Fachkraft, die Praxisanleiterweiterbildung oder auch die Weiterbildung zur Palliativfachkraft. Zudem gibt es eine Vielzahl an Maßnahmen, die sich „Weiterbildung" nennen, aber nicht zu einem allgemein anerkannten Abschluss führen (vgl. ebd., 256). Neben den Problemfeldern der fehlenden Wissenschaftsanbindung und der Sonderstellung im Bildungssystem, werden von Kälble (2008) zusätzliche Defizite für die Gesundheitsberufe benannt:

- die unzureichende Durchlässigkeit der Bildungsstrukturen,
- die weitgehend fehlenden Standards der Qualitätssicherung,
- fehlende gesetzliche Mindestvorgaben bezüglich der pädagogischen Qualifikation der praktischen Ausbilder,
- überholte Ausbildungsinhalt und z.T. unzureichend qualifiziertes Lehrpersonal" (ebd., 196).

Es wird in Zukunft eine Frage der Versorgungsqualität sein, die eine andere Art der Aus-, Fort- und Weiterbildung von Gesundheitsberufen notwendig macht.

Welche Bedingungen dafür Berufs- und Bildungspolitisch erfüllt werden müssten, werden in den nächsten Kapiteln dargestellt.

1.6.1 Lernfeldkonzept

Mit der Zunahme von Qualifikationsanforderungen in verschiedensten Bereichen des Lebens, gewann das Konzept der Handlungsorientierung an Bedeutung. Es wurden neue Lernformen, wie u.a. der Projektunterricht, Lerninseln und die Leittextmethode eingeführt. Allerdings hatte die tradierte Fachsystematik weiter Bestand (vgl. Nickolaus 2012, 88). Deshalb wurde 1996 das erste Mal durch die Handreichung der Kultusministerkonferenz (KMK) das Lernfeldkonzept skizziert, welches handlungsorientierte Lehr- und Lernarrangements systematisch implementieren und Kompetenzen ausbilden sollte (vgl. ebd., 88). „Im Lernfeldkonzept wird der Unterricht nicht mehr in traditionelle Fächer organisiert, sondern in Form von Lernfeldern vorstrukturiert, die als Handlungsfelder (Tätigkeitsfelder) abgeleitet werden" (Sloane 2001, 197). Die KMK definiert Lernfelder als „durch Zielformulierungen, Inhalte und Zeitrichtwerte beschriebene, thematische Einheiten, die an beruflichen Aufgabenstellungen und Handlungsabläufe orientiert sind" (Handreichung der KMK, 12).

Die Handreichung wurde zwar für den berufsbezogenen Unterricht an der Berufsschule herausgegeben, findet aber auch ebenso Anwendung und Berechtigung in der Fort- und Weiterbildung. Begründet ist dies nicht nur darin, dass die bereits erlernte „handlungsorientierte Herangehensweise" aus der Ausbildung weiter beibehalten werden sollte, sondern auch, weil sich Lernen in der Fort- und Weiterbildung ebenfalls in vollständigen Handlungen vollziehen und die berufliche Wirklichkeit ganzheitlich erfassen muss (vgl. Handreichung der KMK 2011, 12). Alle Lernenden sollen auf eigene Erfahrungen zurückgreifen und diese in Bezug auf ihre gesellschaftlichen Auswirkungen reflektieren können (ebd., 12).

Reiber (2007) formuliert den Bedarf des Lernfeldkonzeptes für die Erwachsenenbildung wie folgt:

> „Das Lernfeldkonzept ist konstitutiver Bestandteil einer zeitgemäßen berufspädagogischen Planung, sie spezifiziert das „‚Globalkonzept' einer Didaktik der beruflichen Bildung. Es erstreckt sich über alle Ebenen didaktischen Handelns: Es ist festgeschrieben in den bildungspolitischen Grundlagen der Berufsbildung, wird sowohl von einzelnen Institutionen als auch auf Ebene einer Fach- bzw. Berufsfelddidaktik konkretisiert [...] Es handelt sich hier also um eine didaktische Theorie von hoher Reichweite, die gleichwohl von beträchtlicher praktischer Relevanz ist" (ebd., 45).

Die Implementation des Lernfeldkonzeptes führt nach Sloane (2001) zu Besonderheiten innerhalb des Teams und somit auch innerhalb der Institution und des Unterrichtes (vgl. ebd., 192 f.). Er verweist dabei auf folgende Aspekte und die daraus entstehenden Kompetenzen, die bei der Implementation des Lernfeldkonzeptes von Bedeutung sind:

- Curriculare Präzisierung der Lehrpläne durch Arbeitsgruppen (didaktisch-curriculare Kompetenz und Teamarbeit).
- Arbeitsgruppen benötigen Freiraum für die Planung, Durchführung und Evaluierung von Unterrichtseinheiten. Abstimmung zwischen Schule und Praxis (didaktisch - organisatorische Kompetenz).
- Entwicklung eines eigenen pädagogischen Profils.
- Entwicklung von komplexen, teilnehmeraktivierenden Lehr- und Lernarrangements (gefordert ist eine hohe Fachkompetenz und eine didaktische Handlungskompetenz) (vgl. Sloane 2001, 192 f.).

Wie hier aufgezeigt, setzt das Lernfeldkonzept hohe Anforderungen an das Lehrerteam. Hierzu gehören neben den bereits erwähnten Kompetenzen auch ein ausgeprägtes berufliches Selbstverständnis (vgl. ebd., 193 f.).

Kritik am Lernfeldkonzept formuliert Dubs. Für ihn besteht u.a. die Gefahr, dass ein disziplinorientierter (fachbereichsorientierter Lehrplan) entsteht, der eine starke Tendenz zur Wissensvermittlung und Eindimensionalität zeigt (vgl. Dubs 2001, 55). Er befürchtet, dass dies zu einer kognitiven Verarmung des Unterrichtes führen könnte, „weil vor allem mit schwächeren Lernenden die kognitive Vertiefung und die Reflexion mangels disziplinärem Wissen und Können und damit mangels eines genügend vertiefenden Problembewusstseins gar nicht möglich ist“ (Dubs 2001, 59). Zudem sieht er die Gefahr, das Lernfelder willkürlich bestimmt würden (vgl. ebd., 59). Sloane (2001) meint hierzu: „Ob das verordnete Lernfeldkonzept die Bereitschaft fördert Straßen zu bauen, auf denen dann Innovationen in der Praxis sich verbreiten, muß (sic!) offenbleiben“ (ebd., 200).

Die folgende Abbildung zeigt auf, wie es zu der Entwicklung von Lernfeldern und Lerneinheiten kommen kann (Abb. 3, vgl. Bader, Schäfer (1998) in Nickolaus 2012, 89):

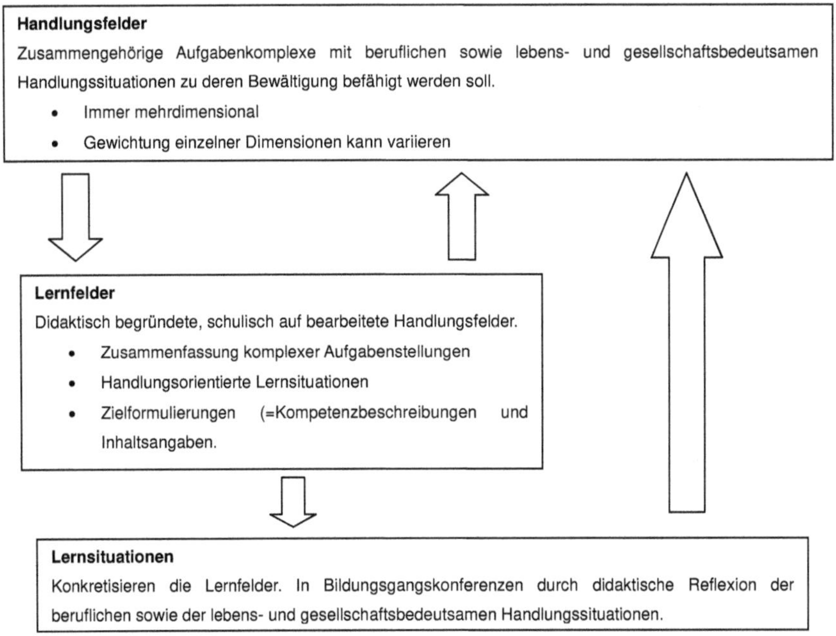

Abb. 3:Von der Handlungssituation zur Lernsituation

Eine weiteres Kriterium im europäischen Kontexte, das es zeitnah umzusetzen gilt, ist der modulhafte Aufbau von Fort- und Weiterbildungen (vgl. Stöcker 2004, ISSRT 2003, DIPF 2004 in Evers, Nauerth 2008, 261). Auf die Modularisierung wird im nächsten Kapitel eingegangen.

1.6.2 Modularisierung

Die aktuellen Entwicklungen in Europa zielen auf eine Vergleichbarkeit von

Bildungsabschlüssen und die Durchlässigkeit auf verschiedenen Ebenen des Bildungssystems ab (vgl. Rützel 2001, 210). Zudem soll unter der Anerkennung informell erworbenen Wissens eine Anschlussfähigkeit an Weiterbildungen hergestellt werden (vgl. ebd., 210).

Durch die Individualisierung von Lebensstilen, den Wandel in der Gesellschaft und in Beschäftigungsverhältnissen, sowie die schnellen Entwicklungen des Arbeitslebens, wirkt eine Modularisierung sinnvoll. Sie ist bereits in Deutschland auf vielen Ebenen der Berufsbildung durchgesetzt (vgl. ebd., 204). Beispiele aus der Pflege sind u.a. Modellprojekte einer modularisierten Altenpflegeausbildung oder die staatlich anerkannten Fachweiterbildungen. „Modularisierte Formen scheinen auch im politischen Prozess der Angleichung der europäischen Bildungssysteme favorisiert zu werden" (Huisinga 1999 zit. n. Rützel 2001, 204). Viele weigern sich eine modulhafte Weiterbildung einzuführen, u.a. weil sie Angst haben, dass Ausbildungsgänge oder Berufsbilder in Teilabschlüsse „zerfleddert" werden (vgl. Rützel 2001, 2014). Doch die Kritik an einer Beibehaltung alter Strukturen wächst. „Die mangelnde Elastizität des gegenwärtigen Systems erschwert es, den veränderten Bildungsinteressen gerecht werden zu können" (ebd., 205). Eine Modularisierung würde Wiederholungen und Dopplungen vermeiden, wodurch es zu einer höheren Motivation und einer Vermeidung von zusätzlichen Kosten kommen würde (vgl. ebd., 205). „Sinnvolle Anerkennungs- bzw. Abschnittzertifizierungen können flexiblere Übergänge schaffen, Zeitverzögerungen minimieren und Zeit für die Nutzung zusätzlicher Bildungsangebote geben" (Rützel 2001, 205).

Im Rahmen von multidisziplinären Angeboten ist durchaus denkbar gemeinsame Weiterbildungsmodule für alle Gesundheitsberufe zu konzipieren und daneben einen fachspezifischen und berufsspezifischen Differenzierungsbereich zu entwickeln (vgl. Evers, Nauerth 2008, 263). Es gibt unterschiedliche Varianten der Modularisierung, z.B. die Modularisierung unter Beibehaltung eines dynamischen Berufskonzeptes, dabei sind die Module als in sich abgeschlossene, auf ein Handlungs- oder Tätigkeitsfeld bezogene Einheit zu sehen und zertifizierbar (vgl. Rützel 2001, 211). „Sie sind zugleich curricular-didaktische Einheiten, die immer Teil eines Ganzen sind, also auf bestehende oder neu zu entwickelnde Bildungsgänge hin konzipiert oder in diese integriert werden" (ebd., 211). Die Bandbreite der Realisierungsmöglichkeiten ist groß und es gibt auch Raum für die Kombination mit bestimmten Lernorten. Dies könnte so aussehen, dass Einheiten in einem Skills-lab (als dritten Lernort) oder eine Hospitation im Rahmen einer Fort- oder Weiterbildung innerhalb eines Moduls abgebildet werden.

Um die geforderte Lernfelddiskussion mit der ebenfalls geforderten Modularisierung in Einklang zu bringen, könnte „ein Modul als (berufliches) Handlungsfeld bezeichnet werden, das didaktisch aufbereitet ein Lernfeld darstellt, das wiederum in Lernsituationen zu überführen ist" (Rützel 2001, 211). Einzelne Module gilt es mit einer Prüfung abzuschließen.

Eine Vergabe von ECTS (=European Credit Transfer System) sollte auch im Rahmen der Weiterbildung angewendet werden (vgl. Edelmann 2011, 322).

Beispiel eines Modulplans Abb. 4 (vgl. Rützel 2001, 215):

Komponenten	***Allgemeine Hinweise/Beispiele***
Modulnummer	
Modulname	
Ziele/ Kompetenzen	
Konzeption	Handlungsorientierung, Subjektorientierung,...
Bezugsfelder	Arbeit, Gesellschaft,...
Inhalte	Fachlich, allgemeinbildend, persönlichkeitsbildend,...
Lerngestaltung/Vermittlungsform	Selbstständiges Lernen, multimediales Lernen, Projektorientierung,...
Eignungsvoraussetzungen/Level	Fachliche Voraussetzungen, Praxiserfahrung, Lernstrategien,...
Lernorte	Schule, Betrieb, Skillslab,...
Leitung/Verantwortung/Durchführung	Lehrer, Ausbilder, Externe,...
Zeitrahmen/Veranstaltungsart	Blockveranstaltungen
Prüfungen/Zertifizierungen	Credit Points, Zusatzqualifikation nach xy
Anschlüsse/Verwertbarkeit	Schulische Bildungsgänge, außerschulische Bildungsgänge, Arbeitswelt, Freizeit

Abb. 4: Beispiel eines Modulaufbaus

Im nächsten Kapitel wird es um den Europäischen Qualifikationsrahmen (EQR) gehen. Dieser wurde innerhalb der europäischen Annäherung, vor allem im Bildungswesen, mit der Etablierung des Bolognaprozesses 1999, entwickelt und 2007 durch die europäischen Bildungsminister verabschiedet (vgl. Olbrich 2009, 70).

1.6.3 Europäischer Qualifikationsrahmen

Ziel ist es mit dem EQR „alle erworbenen Qualifikationen und Kompetenzen im Kontext der Allgemeinbildung, der beruflichen Bildung und der Hochschulbildung europaweit vergleichbar (zu machen)“ (Kommission der europäischen Gemeinschaft 2006, zit. n. Edelmann 2011, 320).

Im Oktober 2006 haben sich das Bundeministerium für Bildung und Forschung (BMBF) und die Kultusministerkonferenz (KMK) darauf verständigt, gemeinsam einen Qualifikationsrahmen für Deutschland zu entwickeln (vgl. DQR 2009, 2). Dieser bildet die Voraussetzung zur Umsetzung des EQR in Deutschland. „Auch wenn bereits politisch geklärt ist, dass der DQR keinen gesetzlichen Status bekommen wird, so soll er doch in die Bildungs- und Berufslandschaft hinein orientierend wirken“ (Marx 2014, 318). Dies soll in so fern geschehen, als dass er auf europäischer Ebene zu einer „Erleichterung der internationalen Mobilität zwischen Bildungssystemen und Arbeitsmärkten, sowie für die Realisierung der Zielsetzung des lebenslangen Lernens (führt)“ (Edelmann 2011, 320).

Der EQR besteht aus einer Matrix, die acht Niveaustufen umfasst, die ihrerseits in drei Ergebnisbereiche (Kategorien) unterteilt sind. Diese drei Kategorien sind: Kenntnisse, Fertigkeiten und Kompetenzen. Der DQR unterscheidet sich vom EQR in so fern, als dass er bei den Kategorien zwischen der Fachkompetenz (Wissen und Fertigkeiten) und der personalen Kompetenz (Sozialkompetenz und Selbstkompetenz) unterscheidet (vgl. DQR 2009, 4). Inhaltlich wird in allen Kategorien, beim EQR und DQR, die gleiche Qualifikation zu Grunde gelegt. Zudem werden bei beiden keine individuellen Lern- und Berufsbiographien abgebildet und dementsprechend bestimmte Fähigkeiten und Haltungen (z.B. Zuverlässigkeit, Ausdauer, Aufmerksamkeit) nicht erfasst (vgl. ebd., 3). Jeder Niveaustufe wird eine bestimmte Zahl von Kreditpunkten (=Creditpoints) zugeordnet, die nach verschieden Kriterien vergeben werden können. Der deutsche Bildungsrat nahm zu der Einstufung der Pflege im Bildungskonzept „Pflegebildung offensiv" (2007) Stellung und positionierte die dreijährige Ausbildung in der Pflege auf der Stufe vier bis fünf (vgl. Olbrich 2009, 70). Nach Marx (2014) gilt diese Festsetzung der Stufen auch aktuell und wird in fünf Jahren erneut geprüft (vgl. ebd., 318). Die Darstellung auf Seite 33 (Abb. 5) erfolgt auf der Basis der kompetenzorientierten Pflegedidaktik nach Olbrich (2009) und stellt die EQR Stufen vom Ende der dreijährigen Ausbildung bis zum Masterabschluss dar (vgl. ebd., 70 f.). Innerhalb der Niveaustufen „geht es neben der Breite und Tiefe des Wissens vor allem um die zunehmende Fähigkeit einer kritischen Sicht auf die Welt [...] und auf die Handlungs- und Entscheidungsfähigkeit in unbekannten Situationen, in denen Entscheidungen getroffen werden müssen" (Blättner, Georgy 2008, 173). Die Lehr- und Lernanforderungen sollten sich deshalb laut Olbrichs Ausführungen an den zu erreichenden Kenntnissen, Fertigkeiten und Kompetenzen orientieren (vgl. Olbrich 2009, 71 ff.). Um diese kritische Sicht zu entwickeln braucht es persönlichkeitsbildende Lehr- und Lernmethoden und die Fähigkeit zum lebenslangen Lernen (vgl. ebd., 71). Die Pflegeausbildung bzw. die Weiterbildung auf den Stufen vier bis fünf anzusiedeln bemängeln Blättner und Georgy (2008): „Die Kompetenzen, die Gesundheitsfachberufe benötigen würden, um ihre Tätigkeit angemessen auszuführen, entsprechen dem Niveau sechs des EQR, mit der Option der Weiterentwicklung und Weiterqualifizierung zum Niveau sieben" (ebd., 173). Pflege und andere Gesundheitsberufe müssten im EQR höher angesiedelt sein, weil sie kritisch reflektieren und in komplexen, unvorhersehbaren Arbeitskontexten handeln (vgl. ebd., 173). Um aktuell die Probleme aufzugreifen und zu beheben sind nach Matzick (2008) für die Zukunft: „zwischen den verschiedenen, unterschiedlich ausgebildeten und sozialisierten Gesundheitsberufen [...] auf den Bedarf an Qualifikation und Kompetenzentwicklung abgestimmte Angebote der Aus-, Fort- und Weiterbildung zu entwickeln" (ebd., 19).

EQR- Niveau (Stufen)	**Kenntnisse**	**Fertigkeiten**	**Kompetenz**
Niveau 4 z.B. Altenpflege, Gesundheits- und Krankenpflege (Dreijährige Ausbildung)	Breites Spektrum an Theorie- und Faktenwissen in einem Arbeits- oder Lernbereich	Eine Reihe von kognitiven und praktischen Fertigkeiten, um Lösungen für spezielle Problemen in einem Arbeits- oder Lernfeld zu finden	Selbstständiges Tätig werden innerhalb der Handlungsparameter von Arbeits- und Lernkontexten, die in der Regel bekannt sind, sich jedoch ändern können, Beaufsichtigung von Routinearbeit anderer Personen, wobei eine gewisse Verantwortung für die Bewertung und Verbesserung der Arbeits- oder Lernaktivitäten übernommen wird
Niveau 5 Fachweiter-bildung	Umfassendes spezialisiertes, Theorie- und Faktenwissen in einem Arbeits- oder Lernbereich, sowie Bewusstsein für die Grenzen dieser Kenntnisse	Umfassende kognitive und praktische Fertigkeiten die erforderlich sind, um kreative Lösungen für abstrakte Probleme zu erarbeiten	Leiten und Beaufsichtigen in Arbeits- und Lernkontexten, in denen nicht vorhersehbare Änderungen auftreten, Überprüfung und Entwicklung der eigenen Leistung und der Leistung anderer Personen
Niveau 6 Bachelor	Fortgeschrittene Kenntnisse in einem Arbeits- oder Lernbereich unter Einsatz eines kritischen Verständnisses von Theorien und Grundsätzen	Fortgeschrittene Fertigkeiten, die die Beherrschung des Faches sowie Innovationsfähigkeit erkennen lassen und zur Lösung komplexer und nicht vorhersehbarer Probleme in einem spezialisierten Arbeits- oder Lernbereich nötig sind	Leitung komplexer fachlicher oder beruflicher Tätigkeiten oder Projekte und Übernahme von Entscheidungsverantwortung in nicht vorhersehbaren Arbeits- und Lernkontexten, Übernahme der Verantwortung für die berufliche Entwicklung von Einzelpersonen und Gruppen
Niveau 7 Master	Hoch spezialisiertes Wissen das zum Teil an neueste Erkenntnisse in einem Arbeits- oder Lernbereich anknüpft, als Grundlage für innovative Denkansätze, kritisches Bewusstsein für Wissensfragen in einem Bereich und	Spezialisierte Problemlösungsfertig-keiten im Bereich Forschung und /oder Innovation, um neue Kenntnisse zu gewinnen und neue Verfahren zu entwickeln sowie um Wissen aus verschiedenen Bereichen zu integrieren	Leitung und Gestaltung komplexer, sich verändernder Arbeits- und Lernkontexte, die neue strategische Ansätze erfordern, Übernahme von Verantwortung für Beiträge zum Fachwissen und zur Berufspraxis und/oder für die Überprüfung der strategischen Leistung von Teams

	an den Schnittstellen zwischen verschiedenen Bereichen		

Abb. 5: EQR für die Pflegebildung

Hierzu ergänzen Räbiger et al. (2008) kritisch, dass für den Bereich der Gesundheitsfachberufe kein eigener Qualifikationsrahmen existiert (vgl. ebd., 244). „Dieser wäre für die Gesundheitsberufe von besonderer Bedeutung, da Kompetenzen, welche in der beruflichen Aus- und Weiterbildung erworben wurden, aufgrund ihrer Äquivalenz auf ein Studium der Gesundheits- und Pflegewissenschaften anrechenbar sind." (Pehlke-Milde, Räbiger 2010, 390 zit. n. Hülsken-Giesler 2011, 5). Der Qualifikationsrahmen sollte „neben den Hochschulabschlüssen auch die anderen Bildungsstufen, insb. die der beruflichen Aus- und Weiterbildung umfasst. Denn nur in einem einheitlichen Qualifikationsrahmenwerk können die Niveaustufen der verschiedenen Bildungsstufen direkt miteinander verglichen bzw. ihre Unterschiede verdeutlicht werden" (Räbiger et al. 2008, 244).
Der für die Altenpflegehilfe aus dem DQR entwickelte domänenspezifische „Qualifikationsrahmen für den Beschäftigungsbereich der Pflege, Unterstützung und Betreuung älterer Menschen" (Knigge-Demal, Hundenborn 2011) beschreibt angelehnt an den DQR acht Qualifikationsniveaus – von der Helferqualifikation für angelernte Mitarbeiter bis zu einem Qualifikationsprofil, das durch umfassende intellektuelle, fachliche und personale Kompetenzen charakterisiert ist" (Marx 2014, 317). Er bietet eine wissenschaftliche und empirisch basierte Basis für die Weiterentwicklung der Qualifikationsrahmen für die Pflege. In Zukunft werden Pflegende verschiedener Qualifikationsstufen (Pflegehelfer bis Master Absolventen) ein Team bilden. Damit einher geht, dass eine zielgerichtete Definition der Verantwortlichkeiten und der Leistungserstellungsprozesse stattfinden muss (vgl. Huisinga, Lisop 2005, 178).

Auf Grund der Anerkennung verschiedener Kompetenzen und der Durchlässigkeit des Bildungssystems, wird es ermöglicht, auch ohne das erwerben einer Fachhochschulreife als Zugangsberechtigung, eine Weiterbildung an Hochschulen zu beginnen. Es wird empfohlen, dass die Weiterbildung in Zukunft, nach Möglichkeit in der Verantwortung des tertiären Bildungsbereichs liegt (vgl. Stöcker 2004, ISSRT 2003, DIPF 2004 nach Evers, Nauerth 2008, 261). Darauf wird im nächsten Kapitel näher eingegangen.

1.6.4 Weiterbildung an Hochschulen

Durch das langsam beginnende Umdenken im Bildungssystems und der bereits in den siebziger Jahren geforderten „Chancengleichheit für alle" ist es mittlerweile möglich nach einer Ausbildung und einer danach stattgefundenen Arbeitstätigkeit einen Hochschulzugang zu erlangen. Nach Definition der KMK (2001) bedeutet dies:

> „Die Fortsetzung oder Wiederaufnahme organisierten Lernens nach Abschluss einer ersten Bildungsphase und in der Regel nach Aufnahme einer Erwerbs- oder Familientätigkeit, wobei genau das wahrgenommene Weiterbildungsangebot mit dem fachlichen und didaktischen Niveau der Hochschule entspricht. [...] Wissenschaftliche Weiterbildung knüpft in der Regel an berufliche Erfahrungen an, setzt aber nicht notwendigerweise einen Hochschulabschluss voraus“ (ebd., 2 f., zit. n. Matzick 2008, 8).

Hierzu ergänzt die Bundesvereinigung der deutschen Arbeitgeberverbände (BDA), der deutschen Industrie- und Handelskammer (DIHK) und der Hochschulrektorenkonferenz (HRK), dass die Weiterbildungen in Hinblick auf die Adressaten inhaltlich, didaktisch und methodisch auf Hochschulniveau ausgelegt sein sollten und die zeitlichen Ressourcen Berufstätiger berücksichtigen müssen (vgl. BDA, HRK, DIHK 2003 in Matzick 2008, 8).

Die Konzeptionen und die Art der Abschlüsse sind nicht bundeseinheitlich, damit obliegen sie jeder Hochschule an sich und Erfolgen über deren Satzungen (vgl. Graeßner, Bade-Becker, Gorys 2011, 545). Zu beachten ist, dass „weiterbildende Masterstudiengänge den im Bologna- Reader festgelegten Zielsetzungen (entsprechen) und sie sich damit auf dem Qualifikationsniveau der konsekutiven Masterstudiengänge (befinden). Berufserfahrenen Akademikern bieten sie die Chance, sich berufsbegleitend zu qualifizieren und aktuelle Kenntnisse aus der Wissenschaft für ihre Berufspraxis zu erwerben“ (Matzick 2008, 9). Fraglich ist noch, ob dies auch in Zukunft für speziell strukturierte Bachelorstudiengänge gelten kann (vgl. Graeßner, Bade-Becker, Gorys 2011, 544).

Auf Grund der zunehmenden Professionalisierung der Gesundheitsfachberufe und der steigenden Nachfrage an den Gesundheitssektor existieren bereits verschiedene Weiterbildungsmaster für die Gesundheitsberufen. „In den letzten Jahren ist ein breites Spektrum an kaum noch zu überschaubaren Weiterbildungsangeboten zum Thema Gesundheit an den Hochschulen entstanden“ (Kälble 2004, zit. n. Matzick 2008, 10). Im Rahmen der Professionalisierung der Gesundheitsberufe wird eine konsekutive Berufsausbildung zunehmend auch auf Bachelorniveau, wie in anderen Ländern, für Deutschland in Zukunft zur Normalität werden (vgl. Evers, Nauerth 2008, 264). Dementsprechend müssen sich die Weiterbildungsangebote ändern. In den nächsten Jahren ist mit einem weiteren Zuwachs solcher Angebote an den Hochschulen zu rechnen (vgl. ebd., 264). Dies liegt u.a. daran, dass die berufliche Erstausbildung in den Gesundheitsberufen zunehmend auf akademischem Niveau erfolgt. Um daran anzuschließen, sollte „für die Weiterbildung eine Ansiedlung im Hochschulbereich in die Planung aufgenommen werden. Aller Voraussicht nach ist damit auch ein Qualifikationsanspruch auf einem internationalem Niveau, in der Regel dem Master-Niveau (verbunden)“ (Evers, Nauerth 2008, 264). Die Veränderungen sollten zusammen mit der Praxis erarbeitet werden, damit sich Weiterbildungen nicht an deren Bedürfnissen vorbei entwickeln.

Dazu gilt es die besonderen Bedürfnisse und Ansprüche von Erwachsenen Lernenden zu beachten, auf diese wird im Folgenden eingegangen.

1.7 Der Bereich der Erwachsenenbildung

Das Feld der Erwachsenen-/Weiterbildung ist auf Grund spezifischer anthropogener und sozialer Faktoren ein gesonderter Lernbereich (vgl. Arnold, Schiersmann 2006, 33). Die berufliche Ausbildung und der Sektor der Fort- und Weiterbildung sind eng verzahnt und es existieren ähnliche Wertmaßstäbe, da sich in ihnen Bildungsprozesse ereignen, die sich auf die gesamte Lebensspanne des erwachsenen Menschen beziehen und im Grundsatz für alle Bevölkerungsgruppen offen sind (vgl. Plaumann 2012, 33). Hinzuweisen sei auf nachfolgende Unterschiede: Erwachsene müssen z.B. vor dem Hintergrund der Lernfreiwilligkeit, der Selbstbildungsfähigkeit, der bereits vorhandenen Vorerfahrungen, der Praxisnähe und der ausgeprägten Individualität oder Identität betrachtet werden (vgl. ebd., 40).

Wichtige Unterscheidungsmerkmale der Fort- und Weiterbildung im Gegensatz zur allgemeinen schulischen Bildung sind nach Siebert (2012):

- Geringer **Selektion**scharakter, Weiterbildungen wollen im Gegenteil sogar eine „Gegenselektion" machen.
- Verzicht auf normative Überlegenheit der Lehrenden, da kein offizieller oder gesellschaftlicher **Erziehungsauftrag**.
- **Schulpflicht**: Hoher Grad an Freiwilligkeit.
- **Bildungskanon**: Höherer Anteil an didaktischer Selbstwahl, kein Mitlernzwang, trotz curricularen Rahmens.
- Bedeutung von **Anschlusslernen** hoch.
- Hohe Gefahr der **Instrumentalisierung** für außerpädagogische Zwecke (wie in der Vergangenheit passiert (vgl. ebd., 24 ff.).

Die Begriffe Weiterbildung und Fortbildung sind in Gesetzten und in der Praxis nicht einheitlich. Die Definition des deutschen Bildungsrates ist sehr allgemein gehalten, laut ihm ist Weiterbildung die „Fortsetzung oder Wiederaufnahme organisierten Lernens nach Abschluss einer unterschiedlich ausgedehnten Ausbildungsphase" (Deutscher Bildungsrat 1970 zit. n. Matzick 2008, 8). Weiterbildung lässt sich in allgemeine, berufliche bzw. betriebliche, politische, kulturelle und wissenschaftliche Weiterbildung unterscheiden (vgl. ebd., 8).

Im Bereich der Gesundheitsberufe ist ein Verständnis des Begriffes Fort- und Weiterbildung beispielhaft durch die Forschungsgesellschaft für Gerontologie definiert.

Fortbildungen werden demnach innerhalb der Gesundheitsberufe:

> „als Bildungsangebote verstanden, die auf der Grundlage eines erlernten oder ausgeübten Berufs aufbauen mit dem Ziel, berufsspezifische Kenntnisse, Fertigkeiten und Verhaltensweisen zu erneuern, zu vertiefen oder zu erweitern. Fortbildungsmaßnahmen beschränken sich auf kurzzeitige Angebote in Form von Tagesveranstaltungen, Seminaren,

> Blockveranstaltungen, Kursreihen, (Fach-)Tagungen etc. [...]. Ein Erwerb von anerkannten fachqualifizierenden Abschlüssen ist damit nicht verbunden“ (Forschungsgesellschaft für Gerontologie 1996 63f. zit. n. Evers, Nauerth 2008, 254 f.).

Eine Weiterbildung dahingegen wird wie folgt definiert:

> „Weiterbildungsmaßnahmen beanspruchen ein größeres zeitliches Volumen. Es handelt sich um Maßnahmen der Höherqualifizierung [...]. Charakteristisch ist eine größere Zielgruppenorientierung sowie in höherem Maße die Option, die Weiterbildung mit einem (staatlich anerkannten) Abschluss/Zertifikat zu beenden“ (Forschungsgesellschaft für Gerontologie 1996 63f. zit. n. Evers, Nauerth 2008, 254 f.).

Fort- und Weiterbildungen werden in Zukunft in allen Bereichen an Bedeutung gewinnen, denn Informationen und Wissen bestimmen zunehmend das Leben und den beruflichen Alltag. Der Begriff des „Lebenslangen Lernens“ ist nicht nur im privaten Umfeld bedeutsam, sondern auch in der Arbeitswelt (vgl. Keuchel 2008, 13 f.). „Um die eigene Berufsfähigkeit erhalten zu können, bedarf es einer fortlaufenden Aktualisierung der eigenen Kenntnisse, Fertigkeiten und Fähigkeiten. Damit kommt der Weiterbildung eine besondere Rolle zu“ (Evers, Nauerth 2008, 251). Sie dient nicht mehr nur einem Prestigegewinn durch höher Qualifizierung (vgl. Arnold, Pätzold 2011, 654), sondern ist aus Tippelts Sicht sogar im Berufsleben notwendig. „Eine berufliche Erstausbildung (stellt) nur noch selten eine Vorbereitung für einen Lebensberuf dar“ (Tippelt 1990, 66ff. zit. n. Arnold, Pätzold 2011, 655).

Im ersten Kapitel wurde ausführlich auf die Entwicklungsschritte eines Curriculum und die beeinflussenden Faktoren eingegangen. Wie dargestellt wirken sich die bildungspolitischen und gesellschaftlichen Entscheidungen auf europäischer Ebene deutlich auf die Aus-, Fort- und Weiterbildung in den Gesundheitsberufen aus. Um im Rahmen einer Synopse den Transfer der bisherigen Inhalte auf den Bereich der Palliative Care aufzuzeigen, wird zunächst im Kapitel zwei auf den Bereich und seine Aufgaben eingegangen.

2. Der Bereich der Palliative Care und seine Einflüsse

Im Bereich der Palliative Care geht es um Patienten, die an einer unheilbaren Erkrankung leiden. Es zeigt sich eine starke onkologische Ausrichtung der Erkrankungen, obwohl das Fachgebiet heutzutage ein breites Spektrum an Krankheitsbildern umfasst (vgl. Klaschik 2006, 1). Hierzu gehören neben den neurologischen Krankheitsbildern wie u.a. ALS (Amyolateralsklerose) auch die Herz-Kreislauferkrankungen u.a. schwere Herzinsuffizienz, sowie in zunehmender Tendenz die gerontopsychiatrischen Erkrankungen wie u.a. Demenz (vgl. Kunz 2006, 124).

In Deutschland wird der Begriff Palliative Care ebenso wie der Begriff der Palliativmedizin oft synonym verwendet und führt deshalb oft zu begrifflichen Irritationen. Dabei sind in dem Begriff u.a. die palliativpflegerischen, palliativmedizinischen, psychosozialen und physiotherapeutischen Aspekte der Betreuung und Versorgung Sterbender enthalten (vgl.

Ewers 2014, 564). „Palliative Care wird von multiprofessionellen, interdisziplinären Teams aus Fachleuten, Freiwilligen und Laien erbracht" (Balwin 2014, 105). Sie versteht sich als ein ganzheitliches Versorgungskonzept und ist ein wesentlicher Bestandteil nationaler Gesundheitssysteme in über 50 Ländern (vgl. Näf-Hofmann, Näf 2011, 27). „Die Palliative Care richtet sich an terminal Erkrankte aller sozialen Schichten" (Balwin 2014, 105). Die Definition der World Health Organisation (WHO) zur Palliativmedizin lautet:

- „sie widmet sich der Behandlung und Begleitung von Patienten mit einer **nicht heilbaren**, **progredienten** und **weit fortgeschrittenen Erkrankung** mit **begrenzter Lebenserwartung**,
- bejaht das Leben und sieht das **Sterben als einen natürlichen Prozess** an. Sie lehnt aktive Sterbehilfe in jeder Form ab,
- **arbeitet multiprofessionell** und basiert auf der Kooperation der Ärzte **verschiedener Disziplinen** und anderer Berufsgruppen, die mit der **ambulanten und stationären Betreuung** unheilbar Kranker befasst ist,
- durch eine **ganzheitliche Behandlung** soll Leiden umfassend gelindert werden, um den Patienten und ihren Angehörigen bei der Krankheitsbewältigung zu helfen und ihnen eine **Verbesserung ihrer Lebenssituation** zu ermöglichen (vgl. WHO 2014).

An zunehmender Bedeutung gewinnt der Aspekt, „dass der eigentlichen Sterbephase infolge epidemiologischer Veränderungen immer öfter *langjährige chronische Krankheitsverläufe* vorausgehen" (Ewers 2014, 562, H.i.O.). Dies führt zu einer Veränderung der Aufgaben im Rahmen der Palliative Care. Die langen chronischen Verläufe bedürfen eines neues Ansatzes der palliativen Versorgung im Rahmen der sogenannte „Early Integration" (=Frühintegration). „Neben einem komplexen und evidenzbasierten Krankheits- und Symptommanagement müssen so auch (zunehmend) die vielschichtigen und zermürbenden Belastungssituationen beantwortet werden" (Ewers 2014, 562).

Dies erfordert:

- Eine symptomorientierte, kreative, individuelle Therapie, Pflege und Begleitung
- die Berücksichtigung physischer, psychischer, sozialer und spiritueller Aspekte
- die Einbindung Angehöriger
- die Vernetzung ambulanter und stationärer Unterstützungsmaßnahmen (Ministerium für Arbeit Gesundheit und Soziales des Landes Nordrhein-Westfalen 2009, 83).

Vor allem durch die in den letzten Monaten zunehmende Debatte um die Sterbehilfe und die mediale Aufarbeitung dieser Thematik, rückt die Palliative Care in den Fokus der Gesellschaft. Durch die Arbeit der verschiedenen Gesellschaften und Vereine wird die Entwicklung der Versorgung Schwerstkranker und Sterbender vorangetrieben. Im Folgenden werden zwei wichtige Einflussfaktoren auf die Entwicklungen innerhalb des Feldes erläutert.

2.1 EAPC (European Association of Palliative Care)

Die European Association of Palliative Care (EAPC) bemüht sich um die Vernetzung der verschiedenen Organisationen, Institutionen etc. auf europäischer Ebene. Neben verschiedenen Empfehlungen für Umsetzungen der Palliativversorgung innerhalb Europas entwickelt sie auch Fort- und Weiterbildungsempfehlungen.

In diesem Zusammenhang von Interesse ist das „white paper" der EAPC „Core competencies in palliative care- a white paper on palliative care education", welches einen einheitlichen Referenzrahmen für die Lehre im Bereich der Palliative Care vorgeben soll (vgl. White paper on palliative care education). Das „white paper" enthält dafür eine Reihe von bereits veröffentlichten Dokumenten zur Aus- und Weiterbildung von professionellen Fachkräften für den Bereich der Palliative Care (vgl. white paper on palliative care education 2014, 1). Da es ein Bestreben der EAPC ist, dass alle Beschäftigten in der Gesundheitsversorgung in der Lage sein sollten eine angemessene Palliativversorgung anzubieten, empfehlen sie eine Weiterbildung, die auf drei Ausbildungsniveaus (Stufen) basiert (vgl. ebd., 1).

1. Stufe: „Sensibilisierung" für künftige Fachpersonen im Anfangsstadium (z.B. Grundausbildung Krankenschwestern und Medizinstudium), allgemein in der Pflege tätiges Fachpersonal ohne palliativen Schwerpunkt.

2. Stufe: „Vertiefung" für examiniertes Pflegepersonal mit regelmäßiger Konfrontation mit Situationen der palliativen Praxis oder Fachpflegepersonal mit Tätigkeit in eine Palliative Care Einheit.

3. Stufe: „Spezialisierung" examiniertes Fachpflegepersonal mit einer verantwortlichen oder beratenden Funktion in Palliative Care Einheiten und/oder aktiver Unterrichts- oder Forschungsarbeit im Bereich Palliativpflege und – Medizin (vgl. white paper on palliative care education 2014, 4 f.).

Für die Ausbildung dieser Stufen empfiehlt die EAPC, neben dem Einsatz geeigneter Lehr- und Lernmethoden und der Durchführung der Lehre innerhalb eines interdisziplinären Teams, die Förderung von klinischen Praktika und Hospitationen (vgl. ebd. 22 ff.). Sie stellen fest, dass es grundsätzlich wünschenswert wäre, die Ausbildung, auf Grund der ähnlichen Inhalte, multiprofessionell und interdisziplinär auszurichten, sehen aber vor allem auf nationalen Ebenen im Rahmen verschiedener Aus- und Weiterbildungsprogramme und verschiedener Berufssozialisationen auch Probleme (vgl. ebd., 22). Deshalb müssten solche multiprofessionell angelegten Kurse gut begleitet und evaluiert werden (vgl. ebd., 22). Aktuell findet die Arbeit an einem Konsensdokument statt, welches die wichtigsten Kompetenzen darstellen soll, die allen Berufsgruppen gemein sind (z.B. das körperliche Wohlbefinden während des Krankheitsverlaufs fördern oder den psychologischen Bedürfnissen des Patienten gerecht zu werden) (vgl. ebd., 5). Hierfür wurden in einem ersten Schritt zehn Kernkompetenzen benannt, die es allerdings durch berufsgruppenspezifische Inhalte zu ergänzen gilt (vgl. ebd., 2). Die Experten betonen, dass dies keine festgesetzten Inhalte sind und es auch noch andere gibt, aber das jedes Land diese Kernkompetenzen für sich umsetzten muss (vgl. white paper on palliative care education 2014, 13 ff.).

2.2 Charta zur Betreuung Schwerstkranker und Sterbender Menschen

An dem zwei Jahre andauernden Prozess zur Konsentierung der Charta waren rund 200 Experten aus 50 gesellschaftlich- und gesundheitspolitisch relevanten Institutionen beteiligt (vgl. Deutsche Gesellschaft für Palliativmedizin e.V. (DGP), Deutscher Hospiz- und PalliativVerband e.V. (DHPV), Bundesärztekammer (BÄK) 2014, 5). In ihr werden, vor dem aktuellen Hintergrund der Hospiz- und Palliativversorgung in Deutschland, die Aufgaben, Ziele und der nationale Handlungsbedarf in fünf Leitsätzen bzw. Aufgabenbereichen aufgezeigt und erläutert (vgl. ebd., 4). Die Bereiche umfassen:

1. Gesellschaftspolitische Herausforderungen – Ethik, Recht und öffentliche Kommunikation: In diesem Punkt geht es u.a. darum in der Gesellschaft ein Verständnis dafür zu entwickeln, dass Sterben ein Teil des Lebens ist. Hierunter fällt auch, die Betreuung schwerstkranker in die Gesundheitsversorgung zu integrieren und nicht im Rahmen der heutigen Medizin, sich von ökonomischen Interessen leiten zu lassen (vgl. DGP, DHPV, BÄK 2014, 8). Durch einen Ausbau von Beratungsangeboten sollen Entscheidungen am Lebensende transparenter gestaltet werden und ein Sterben in Würde ermöglichen. Hierzu zählt nicht die Tötung auf Verlangen oder die Beihilfe zum Suizid wie es in anderen Ländern möglich ist. Durch offenen Umgang mit der Thematik und das hineintragen in die Öffentlichkeit soll die Perspektive auf die Fürsorge und das Miteinander gelenkt werden (vgl. ebd., 9 f.).

2. Bedürfnisse der Betroffenen – Anforderungen an die Versorgungsstrukturen: Hier geht es u.a. um die Vernetzung von Strukturen z.B. regional oder ambulant – stationär. Die Arbeit der rund 80.000 ehrenamtlichen Helfer soll unterstützt und ausgebaut werden (vgl. DGP, DHPV, BÄK 2014, 11). Den individuellen Bedürfnissen entsprechend geht es hier auch um die Versorgung von Kindern, Jugendlichen, alter Menschen oder Menschen mit Behinderung (vgl. ebd., 12 f.).

3. Anforderungen an die Aus-, Weiter- und Fortbildung: „Jeder schwerstkranke und sterbende Mensch hat ein Recht auf eine angemessene, qualifizierte und bei Bedarf multiprofessionelle Behandlung und Begleitung" (ebd., 14). In diesem Punkt geht es nicht nur um die Weiterqualifizierung innerhalb der im palliativ Bereich Tätigen, es beginnt bereits mit der Aufklärung in der schulischen und vorschulischen Bildung zum Thema Tod und Sterben. Es sollen Berührungsängste mit dieser Thematik abgebaut werden und Tod, Trauer und Streben wieder in das alltägliche Denken mit einfließen und nicht tabuisiert werden (vgl. ebd., 14). Das Thema Tod und Sterben soll ein Teil der Ausbildung in den Professionen des Gesundheitswesens werden, aber auch andere Berufsgruppen, die mit schwerstkranken

oder sterbenden Menschen arbeiten wie u.a. Feuerwehr, Rettungsdienst, Polizei sollen in der Ausbildung bereits die Möglichkeit bekommen sich mit der Thematik auseinander zu setzten (vgl. ebd., 14 f.). Die bereits in palliativen oder hospizlichen Einrichtungen Tätigen sollen sich kontinuierlich weiterqualifizieren und in multiprofessionellen Settings evidenzbasiertes Wissen der unterschiedlichen Professionen vermittelt bekommen (vgl. DGP, DHPV, BÄK 2014, 15 f.).

4. Entwicklungsperspektiven und Forschung: Hier geht es um die Verbesserung der Rahmenbedingungen für die Forschung, wie u.a. die Schaffung neuer Strukturen und die Förderung von Forschungsvorhaben (vgl. ebd. 17).

5. Die europäische und internationale Dimension: Es geht um die internationale Vernetzung von Forschung, Wissenschaft und Patientenversorgung. Dadurch soll voneinander und miteinander (multiprofessionell und interdisziplinär) eine bestmögliche Versorgung von Sterbenden und ihren Angehörigen hergestellt werden (vgl. DGP, DHPV), BÄK 2014, 21 f.).

Die gerade vorgestellten berufspolitischen Einflüsse auf die Arbeit im Bereich der Palliative Care, haben bisher noch nicht die gewünschte Ausweitung auf die dort stattfindende Aus-, Fort- und Weiterbildung erreicht. Im nächsten Unterkapitel wird auf die bisherigen Qualifizierungsmöglichkeiten für die Versorgung von Schwerstkranken und Sterbenden eingegangen. Diese werden zum Teil aktuell durch die AG Bildung der deutschen Gesellschaft für Palliativmedizin überarbeitet, sind aber von einer Umsetzung in die Praxis, nach den bereits benannten Vorgaben, noch weit entfernt.

2.3 Aktuelle Qualifikationsmöglichkeiten im Bereich der Palliative Care

Im Bereich der Medizin ist seit der Gesetzesänderung am 01.08.2009 die Palliativmedizin als Querschnittbereich ein Pflichtlehr- und Prüfungsfach und in die Approbationsordnung für Ärzte (ÄAPPO) integriert (vgl. Kern 2014, 198). „So müssen alle patientennah tätigen Ärzte während ihrer Gebietsweiterbildung Kenntnisse, Fertigkeiten und Erfahrungen in der Betreuung palliativmedizinisch zu versorgender Patienten erwerben. Des Weiteren wurde die Zusatzbezeichnung „Palliativmedizin" eingerichtet" (Lang, Schmelding-Kludas, Koch 2008, 1). Diese darf als Zusatzweiterbildung, die neben der Facharztspezialisierung angegeben wird, aufgeführt werden, da bisher keine eigene Facharztspezialisierung für diesen Bereich existiert (vgl. Ritter, Ritter 2007, 15).

Für den Bereich der anderen Gesundheitsfachberufe wurden 2014 einheitliche Qualitätsstandards im Rahmen eines Zertifizierungsverfahrens für die Curricula der Fort- und Weiterbildungen durch die DGP festgelegt. Diese Standards „beziehen sich auf die Qualifizierung der Kursleiter und die Umsetzung der Curricula" (Kern 2014, 198). Seit der Einsetzung der §39a und §37b, SGB V wird die Weiterbildung im Rahmen der Qualitätssicherung, mit einem Mindestumfang von 160 Stunden und dem Curriculum von

Kern/Müller/Aurnhammer oder einem gleichwertigen Kurs, zur pflegerischen Arbeit in spezialisierten palliativen Institutionen, wie der SAPV oder im Hospiz vorausgesetzt (vgl. Vertrag über die spezialisierte ambulante palliative Versorgung 2010, 8 f.). „In den letzten Jahren hat das Basiscurriculum Palliativ Care (Kern/Müller/Aurnhammer) als so genanntes „Bonner Modell“ in Deutschland weite Verbreitung gefunden“ (Lang, Schmelding-Kludas, Koch 2008, 1). Aktuell findet man auf der Internetseite der deutschen Gesellschaft für Palliativmedizin (DGP) 175 Anbieter von Weiterbildungen. Die Kursleitung einer solchen Weiterbildung, die durch die DGP zertifiziert wird, darf nur von Personen durchgeführt werden, welche einen Befähigungskurs zum Kursleiter durch den DGP erfolgreich absolviert haben. Hier werden in 40 Stunden, grundliegende pädagogische Fertigkeiten und Fähigkeiten vermittelt und auf die Besonderheiten pädagogischen Handelns im Bereich der palliative Care durch kollegialen Austausch hingewiesen (vgl. Deutsche Gesellschaft für Palliativmedizin).

Aktuell gibt es acht Curricula, die von Seiten der Deutschen Gesellschaft für Palliativmedizin als anerkannt gelten. Hierzu gehören das Curriculum für die Krankenpflegehilfe, für die Medizin, die Pflege, die Pharmazie, die Physiotherapie, für die psychosozialen Berufsgruppen und für die Seelsorge. Das Curriculum „Palliative Praxis“, welches für die Arbeit in Altenheimen durch die Robert Bosch Stiftung konzipiert wurde, liegt der DGP gerade zur „Anerkennung“ und Zertifizierung vor (vgl. Deutsche Gesellschaft für Palliativmedizin).

Die Fortbildung „Palliative Care“ ist urheberrechtlich geschützt, jedoch nicht von einem übergeordneten Gremium akkreditiert (vgl. Ritter, Ritter 2007, 17). Durch die Zertifizierung und Reglementierung der DGP wird versucht eine Vergleichbarkeit herzustellen und eine gleichwertige Qualität anzubieten und weiter zu entwickeln.

Wie bereits erwähnt, werden im Bereich der Gesundheitsberufe zunehmend Masterstudiengänge implementiert, dies gilt auch für den Bereich der Palliative Care. Die Studiengänge schließen mit einem Master of Science (M.Sc.) im Bereich der Palliative Care ab. Nach Absolvierung eines solchen Masterstudienganges werden bis zu 240 Creditpoints vergeben. Die Studienzeit beträgt zwischen 4-6 Semestern. Alle bisherigen Masterstudiengänge werben mit interdisziplinär und multiprofessionell ausgerichteten Curricula. Als Basis werden meist die Inhalte an die des Bonner Curriculum angelehnt (vgl. Ritter, Ritter 2007, 50). Bisher existieren nur wenige Anbieter (Universität Freiburg, Dresden, Wien, bald neu Universität Bremen), es ist aber zu erwarten, dass in den nächsten Jahren, auf Grund von Entwicklungen, die in dieser Arbeit erläutert wurden, auch andere Hochschulen nachziehen. Die Einsatzmöglichkeiten nach dem Studium sind nach Aussage der Internetseiten der anbietenden Universitäten vielfältig. Wozu diese Weiterbildungsmaster in letzter Konsequenz befähigen, bleibt allerdings in der Praxis der Palliative Care noch offen, da bisher keine Studien oder Evaluationen zum Verbleib der Absolventen stattgefunden haben bzw. veröffentlicht wurden.

In den vorherigen Kapiteln ging es um die Vorstellung des Bereichs der Palliative Care sowie die berufspolitischen Einflüsse, die auf diesen aktuell einwirken. In dem folgenden Kapitel findet im Rahmen einer Synopse, die Verbindung zwischen dem ersten Kapitel, mit dem Inhalt der allgemeinen Entwicklung von Curricula und den speziellen Anforderungen in der Erwachsenenbildung und dem zweiten Kapitel mit der Einführung in den Bereich der Palliative Care und seiner Einflüsse, statt.

3. Synopse

Um die Qualität einer Weiterbildung zu erhalten, muss diese sich an den aktuellen wissenschaftlichen, pädagogischen, fachspezifischen und gesellschaftlichen Entwicklungen orientieren. Unter anderem wird eine Angleichung der Fort- und Weiterbildung an europäische Standards, die Modernisierung und Flexibilisierung des Weiterbildungssystems (Lernfeldkonzept, Modularisierung) und die Durchlässigkeit zur Hochschulbildung gefordert. Zudem wird seitens der europäischen Bildungsentwicklung (Bologna Prozess) das lebenslange Lernen, die Kompetenzstufenmodelle (EQR/DQR) und die Vergabe von Leistungspunkten (Credit Points) auch für informell erworbenes Wissen verlangt. Von diesen Entwicklungen ist auch der Bereich der Palliative Care betroffen. Für Manford-Walley (2014) „steht und fällt der Wert jeder Palliative Care Ausbildung mit der Fähigkeit, sich auf die kontinuierliche Erweiterung der Wissensbasis einzustellen. Weil sich neue Behandlungsmodalitäten entwickeln, verändert sich auch der Umgang mit lebensverkürzenden Erkrankungen" (ebd., 178). Es gilt als wichtig, innerhalb der zukünftigen Weiterbildungen die Bedarfe eines Arbeitsfeldes aufzugreifen. Als Chance, die bestehenden Ungleichbehandlungen unterschiedlicher Berufe und Arbeitsbereiche aufzuheben, werden die Modularisierung, Zertifizierung, Dokumentation und Kooperation gesehen (Evers, Nauerth 2008, 263).

Wissenschaft und Forschung / Bildungsforschung für den Bereich Palliative Care

Auf der Bestrebung basierend, die Weiterbildung im Bereich der Palliative Care auf ein gemeinsames, multiprofessionelles Curriculum auszurichten, wäre eine umfassende empirische Untersuchung der verschiedenen Berufsfelder notwendig. Im Rahmen einer qualitativen Herangehensweise könnte so u.a. der Frage nachgegangen werden, welche bedeutsamen Arbeitssituationen im Bereich der palliativen Care bewältigt werden müssen und welche Kompetenzen man dazu benötigt. Laut Knipping (2006) besteht eine große Herausforderung darin, die Widersprüche im Prozess der Behandlung, Pflege und Betreuung aufzunehmen und individuell unter Kontrolle zu bringen (vgl. ebd., 51). Das Ziel ist es, die palliative „Handlungswirklichkeit" exemplarisch rekonstruieren zu können. Über berufswissenschaftliche und didaktische Analysen würden so Bildungsinhalte generiert,

verglichen und ggf. sich überschneidende Inhalte heraus gefiltert werden.
Als Basis für eine wissenschaftliche Erarbeitung des Feldes gilt es ein gemeinsames Verständnis von Curriculumentwicklung zu erarbeiten. Hierfür müssen die Schlüsselbegriffe wie u.a. Bildung, Subjekt, Lernender, gemeinsam definiert werden (vgl. Walter 2013, 134 f.).

Ein Problem in der wissenschaftlichen Bearbeitung der Berufsfelder ist, dass die Palliativmedizin und ihre wissenschaftlichen Aktivitäten und Diskurse vergleichsweise weit entwickelt sind (vgl. Radbruch, Klaschik 2008 zit n. Ewers 2014, 570), die Palliativpflege allerdings weit hinterherhinkt (vgl. ebd., 570). Die Pflegenden sind zwar aus der Hospiz- und Palliativversorgung nicht wegzudenken, „aufmerksam macht sie auf sich aber vornehmlich durch praxisnahe Aktivitäten wie der Durchführung von Fort- und Weiterbildungsangeboten mit ethisch- normativer und handlungsorientierter Ausrichtung“ (Müller et al. 1997 zit. n. Ewers 2014. 570). Ein Grund dafür ist, dass die Pflegenden in Deutschland nur zu einem geringen Anteil pflegewissenschaftlich qualifiziert und dann auch noch wenige von ihnen im palliativen- oder hospizlichen Bereich tätig sind (vgl. ebd., 572). „Eine pflegewissenschaftliche Auseinandersetzung mit Palliative Care Nursing und den dabei bestehenden Herausforderungen ist allenfalls am Rande erkennbar – etwa in Gestalt vereinzelter Qualifizierungsarbeiten, Zeitschriftenpublikationen oder Sammelwerken z.B. Pleschberger et al.“ (Ewers 2014, 570). Dieses Phänomen zeigt sich leider auch innerhalb anderer Fachgebiete der Pflege. Als Folge daraus wurde bereits 2011 nach intensiven Diskussionen und einer langjährigen Lobbyarbeit durch die Bundesregierung eine „Bund-Länder-Arbeitsgruppe zur Weiterentwicklung der Pflegeberufe“ installiert (vgl. Breuckmann 2014, 87). Diese veröffentlichte bereits im März 2012 die „Eckpunkte zur Vorbereitung des Entwurfs eines neuen Pflegeberufsgesetzes“. „In diesem Entwurf wird neben der generalistischen Ausbildung auch eine Qualifikation mit akademischen Strukturen als Regelbildung für die Pflege benannt und gefordert“ (Breuckmann 2014, 87). Bis zum heutigen Tag allerdings steht eine Umsetzung dieses Eckpunktepapieres aus. Es werden aktuell vor allem in der Palliativpflege „pflegewissenschaftliche Grundlagenarbeiten, Beiträge zur klinischen Pflegeforschung oder auch zur pflegerischen Versorgungsforschung und nicht zuletzt Qualifizierungsangebote auf dem postgradualen Niveau (vermisst)“ (Ewers 2014, 570). Damit unterscheidet sich die traditionell wissenschaftsferne Entwicklung der Palliativpflege in Deutschland auffällig von anderen Ländern (vgl. ebd., 571). „Während hierzulande noch immer gerungen wird [...] konnte sich die Palliativpflege anderenorts aufgrund vorhandener pflegewissenschaftlicher Strukturen längst auf gehobenen Praxisniveau neben der Medizin und den übrigen Disziplinen etablieren“ (ebd., 571).
Wenn in Zukunft auch in Deutschland eine Zusammenarbeit der Gesundheitsberufe auf gleicher Augenhöhe erreicht werden soll, „sind die Zuschreibungen von Kompetenzen, die Berufsrollen und Berufsbilder sowie die Rahmenbedingungen und die gesetzlichen Grundlagen dafür zu verändern“ (Satrapa-Schill 2014, 26). Ewers (2014) äußert sich in

Bezug auf die Palliativpflege kritisch: „Soll die Pflege sich nicht zum schwachen Glied der Palliativversorgung entwickeln und deren Fortschritt behindern, müssen die strukturellen Hindernisse dringend bearbeitet werden“ (ebd., 572). Die Pflege wird in Zukunft, auf Grund ihrer Nähe zu den Patienten und seinen Angehörigen, innerhalb von multiprofessionellen Teams eine wichtige Rolle übernehmen müssen. Nur gemeinsam im Team können nachhaltige Problemlösungen im Gesundheitswesen gelingen (vgl. Huisinga, Lisop 2005, 178). Damit sich die Pflegewissenschaft im Bereich der Palliative Care integrieren kann, braucht es eine der Medizin vergleichbare wissenschaftliche Strukturentwicklung, wie z.B. Lehrstühle für Palliativpflege oder ausgewiesene Forschergruppen für diesen Bereich (vgl. Ewers 2014, 570).

Im Rahmen der Entwicklung des Gesundheitssystems und der zukünftigen Herausforderungen müssen Forschung, Lehre und Ausbildung interdisziplinär und berufsgruppenübergreifend angelegt sein (vgl. Satrapa-Schill 2014, 26).

Multiprofessioneller und interprofessioneller Ansatz

Berufsübergreifende Bildungsangebote im Bereich der Palliative Care, bieten „den Teilnehmenden die Möglichkeit, an Fallbesprechungen teilzunehmen und gemeinsam zu lernen, wodurch sie Einblicke in die Sichtweisen der verschiedenen Berufsgruppen bekommen und mehr Verständnis für deren Berufsrollen entwickeln“ (Manford- Walley 2014, 180). Nach Manford- Walleys Meinung ist gerade der Bereich der Palliative Care für eine solche multiprofessionelle und interdisziplinäre Fort- und Weiterbildung geeignet, „weil in der Palliation so viele Professionen zusammenarbeiten“ (ebd., 180). Die zukünftigen Anforderungen an die interprofessionelle Zusammenarbeit der Ärzte und Gesundheitsfachberufe können im Rahmen einer berufsgruppenübergreifenden Lehre besser bewältigt werden (vgl. Kälble 2008, 203 f.). Solche Konzeptionen „können ein Weg sein, die getrennten Handlungsstrukturen der Berufsgruppen im Gesundheitswesen in Wechselwirkung zu bringen“ (ebd., 203 f.).

Die Kursprogramme bzw. Inhalte können laut Lang et al. (2008) für Fort- und Weiterbildung im Bereich der Palliative Care identisch sein (ebd., 3). Ihrer Meinung folgend würden die Anforderungen sich in den Kernbereichen vielleicht unterscheiden, sich aber dafür in Bereichen wie der Kommunikation oder der psychosozialen Betreuung sehr ähneln (vgl. ebd., 3).

Gegen eine gemeinsame Aus- bzw. Weiterbildung spricht der Aspekt der Professionalisierung der Pflege und anderer Gesundheitsberufe. „Vielmehr gilt es, eine kooperative Zusammenarbeit zwischen den akademischen und den nichtakademischen Gesundheitsberufen zu fördern, in der die jeweiligen spezifischen Kompetenzen genutzt und gegenseitig ergänzt werden“ (Matzick 2008, 18).

Eine Möglichkeit, die unterschiedlichen Kompetenzen zu vernetzen und gegenseitig nutzbar zu machen, ist die modularisierte Gestaltung von Fort- und Weiterbildungen. Innerhalb von Modulen können so fach- oder berufsgruppenspezifische Inhalte angeboten werden und gegenseitig aufeinander aufbauen. Ebenso lassen sich Praxisphasen in den Modulplan implementieren.

Modularisierung und Lernfeldkonzept

Es ist durchaus denkbar, gemeinsame Weiterbildungsmodule für alle Gesundheitsberufe zu konzipieren und daneben einen fachspezifischen und berufsspezifischen Differenzierungsbereich zu entwickeln (vgl. Evers, Nauerth, 263). So wäre auch eine Unterteilung der Fort- und Weiterbildung in verschiedene „Ausbildungslevel" möglich, wie es von der EAPC empfohlen wird (vgl. white paper on palliative care education 2014, 4 f.). Für Rützel (2001) können so, die bisher starr aufgebauten Weiterbildungen in sinnvolle, eigenständige Teilqualifikationen (=Module) unterteilt und unabhängig und flexibel absolviert werden (vgl. ebd., 217). Dabei sollten verschiedene Verbindlichkeitsgrade (Wahlmodule, Pflichtmodule), je nach bereits vorhandener Qualifikation, festgelegt werden (vgl. ebd., 217). Ebenso kann die seitens der EU geforderte Anrechnung von informell erworbenem Wissen innerhalb einer modulweise aufgebauten Weiterbildung eingelöst werden. Durch eine gemeinsame Planung im interdisziplinären und multiprofessionellen Kontext, können Synergien und Kooperationen entstehen, die zu einer professionellen und ganzheitlichen Versorgung des Patienten beitragen.

Die EAPC fordert eine Ausweitung von Hospitationen und Praktika. Durch den Aufbau der Weiterbildung in Modulen, können im Rahmen von Kooperationen von Einrichtungen oder Disziplinen unterschiedliche Module an verschiedenen Orten und durch verschiedene Berufsgruppen angeboten werden. Jedes Modul kann durch den Erhalt von ECTS (European Credit Transfer System) Punkten oder durch ein Institutionsübergreifendes Zertifikatsystem abgeschlossen werden. Durch ein solches System, können verschiedene Veranstaltungen zeit- und ortsunabhängig miteinander kombiniert werden (vgl. Evers, Nauerth 2008, 262). Eine solche Planung „erlaubt den Teilnehmern, den eigenen Bildungsweg [...] individuell zu gestalten" (KMK 2001, 12 zit. n. Evers, Nauerth 2008, 262).

Kooperation verschiedener Einrichtungen

Unter den bereits erwähnten Aspekten, kann es sinnvoll sein auf die schon bestehenden Entwicklungen und Erfahrungen im Bereich der Hochschulsysteme zurück zu greifen (vgl. Evers, Nauerth 2008, 263). „Denn in vielen anderen europäischen Nachbarländern (außer Deutschland, Frankreich und Luxemburg) ist die Weiterbildung bereits an den Hochschulen (auf der Tertiärstufe) angesiedelt bzw. findet in Kooperation mit Hochschulen statt" (ebd., 258).

Der Sachverständigenrat (2007) empfiehlt, dass die medizinischen Fakultäten die „Verantwortung für die kooperationsfördernde und professionsübergreifende Lehre und Forschung im Bereich aller Gesundheitsberufe übernehmen (sollen)" (ebd., Ziff. 268 zit. n. Kälble 2008, 204). Dies würde Chancen für verbesserte Kooperationen bieten (vgl. ebd., 204). Durch bessere finanzielle Ressourcen und einer langen Tradition und Etablierung der medizinischen Fakultäten, könnten sie den pflegerischen gegenüber im Vorteil sein und die Professionalisierung der Gesundheitsberufe blockieren. Aktuell sind die Entwicklungen nicht absehbar. Wenn diese Entwicklung allerdings eintreten sollte, dann würden die medizinischen Fakultäten mit den bestehenden Hochschulen im Gesundheitswesen in Konkurrenz treten und ggf. wegen den bereits genannten Gründen und deren Anbindung an Kliniken und damit an die Praxis eine bessere Ausgangslage haben (vgl. Kälble 2008, 204).

Lehr- Lernmethoden

Die bisher beschriebenen Aspekte machen es unabdingbar, dass sich im Rahmen der Palliative Care Fort- und Weiterbildung auch die Lehr- und Lernmethoden weiterentwickeln und an die Bedürfnisse der Teilnehmer angepasst werden. Hierzu Manford-Walley (2014):

> „Die Lehrpersonen müssen sich aktiv bemühen, für alle Berufsgruppen geeignete Unterrichtsmethoden zu entwickeln, weil immer mehr Disziplinen ihr Wissen beisteuern, um die komplexen psychischen und physischen Bedürfnisse der Patienten und Patientinnen und ihrer Angehörigen zu erfüllen. [...] Inzwischen weiß man auch, dass sich Unterrichtsmethoden verändern [...]. Die didaktisch- pädagogische Unterrichtsstruktur ist nicht mehr die einzige Möglichkeit des Wissenstransfers, andere Methoden sind hinzugekommen, wie Praxislernen, E-Learning und experimentelles Lernen" (ebd., 178).

Im Folgenden sollen einige Lehrmethoden und ihre Vor- und Nachteile vorgestellt werden.

Problem Based Learning (PBL) oder Problemorientiertes Lernen (POL)

Der Vorteil liegt in der Anwendung von Wissen in komplexen, realen Situationen, die Aktivierung des selbstgesteuerten Lernens wird gefördert (vgl. Nussbaumer 2008, 83). PBL soll Schlüsselqualifikationen trainieren, die in anderen Lernkonzepten vernachlässigt werden, zudem soll die Entwicklung von „soft- skills" (z.B. persönlichkeitsbildende Faktoren) gefördert werden (vgl. ebd., 84).

Einsatz von Simulationspatienten und skills lab

Ein bereits in der Ausbildung der Medizinstudenten in der Palliative Care erfolgreich genutztes Konzept, welches für die Weiterbildung insgesamt Vorteile bietet ist der Einsatz von Simulationspatienten oder auch realen freiwilligen Patienten.

Diese Art des Vorgehens vermittelt, unterstützt durch spezifisches und begründetes Feedback, ein umfassendes Bild vorhandener zwischenmenschlicher und klinischer Kompetenzen (vgl. Frei Blatter, Ochsner Oberarzbacher 2008, 113). Im Unterschied zum Rollenspiel (welches man ad hoc planen kann), fühlt sich der Simulationspatient freier und kann anders reagieren wie ein Teilnehmer, von dem ein bestimmtes Verhalten erwartet wird und auf dem ein „Bewährungszwang" liegt (vgl. ebd., 114).

Das skills-lab als „Übungswerkstatt“ hat zum Ziel, die Lernenden zu einem selbständigen, dozentenunabhängigen Lernen zu führen. Der Unterricht findet meist in kleinen Gruppen statt, so können diese ihre Arbeit selbstorgansiert angehen (vgl. ebd. 114 f.). Ein Problem ist, dass diese Art zu lernen ein breites Repertoire an Lehr- und Lernmaterialien voraussetzt. Während große Kliniken mittlerweile meist über eine eigene Abteilung bzw. ein eigenes skill-lab verfügen, bleibt diese Art des Lernens an kleinen Kliniken schwierig (vgl. ebd., 118). Zudem brauchen die Lernenden klare Richtlinien und Kriterien für das Arbeiten, diese sollten von einem erfahrenen Pädagogen erarbeitet und begleitet werden (ebd. 119).

Einsatz von E-Learning

„Sämtliches Lernen, ob in der Aus- oder Weiterbildung, welches mittels elektronischen, multimedialen und interaktiven Informations- und Kommunikationstechnologien vorgenommen wird, bezeichnet man als E- Learning“ (Nussbaumer 2008, 150).

Medizinstudenten der Uniklinik Düsseldorf arbeiten gerade an einem Ausbau des Lehrkonzeptes im Bereich Palliative Care für das E-Learning. Nach Nussbaumers Recherchen (2008) bietet „die Universität Bern ihren Medizinstudenten ein großes Sortiment an CD-Roms und Video CDs für das E-Learning an, welche die universitätseigene Abteilung für Unterrichtsmedizin (AUM) in ihren Studios herstellt“ (ebd., 152). Interaktive Lehr- und Lernmethoden gibt es mittlerweile viele, doch werden sie in der Fort- und Weiterbildung der Gesundheitsberufe noch zu wenig genutzt. Es geht um flexibles Lernen in eigens gewählten Lernumgebungen und zu eigens gewählten Zeiten (vgl. ebd. 158 f.). Methoden im Bereich des E-Learning sind u.a. Computer Based Training (CBT), Web Based Training (WBT), E-Lecture und die Virtual Academy (vgl. ebd. 152 ff.).

Die Aufteilung in Module und Lernfelder und die Einführung neuer Lehr- und Lernmethoden machen auch die Überarbeitung von Prüfungsmethoden notwendig. Im nächsten Abschnitt erfolgt die Vorstellung einer exemplarischen Prüfungsmethode.

Prüfungsmethoden

Normen (2003) schreibt, dass die Art der Prüfungsmethoden etwas über die Qualität des Curriculums aussagt (ebd., in Schlegel 2008, 181). Es können drei Bereiche geprüft werden: Wissen, Fähigkeiten und Haltung (vgl. ebd. 181). Hier wäre der OSCE (= Objective Structured Clinical Examination) eine Form von neuer Prüfungsmethode. Diese wurde entwickelt um klinische Fertigkeiten zu überprüfen. Es handelt sich um ein „flexibles Testformat, das darauf beruht, verschiedene Stationen zu durchlaufen. Bei den Stationen werden die Interaktionen der Studierenden und die Fertigkeiten einer Handlung mit einem standardisierten Simulationspatienten überprüft“ (ebd., 183). Diese Art der Prüfung ist allerdings sehr zeitaufwändig. „Prüfungen nach der OSCE Methode zu planen und durchzuführen, benötigt große personelle und finanzielle Ressourcen“ (Schlegel 2008, 189).

Die in dieser Arbeit erwähnten Aspekte (u.a. Curriculumentwicklung, Planung von Modulen, neue Lehr- und Lernmethoden, etc.) fordern hohe Kompetenzen von denen, die in der Weiterbildung tätig sind bzw. in Zukunft sein wollen. Sie müssen neben den formalen Bedingungen und den Forderungen der Bildungspolitik gewährleisten, dass die Inhalte den aktuellen Ansprüchen der Teilnehmer entsprechen. Dabei sollte der Praxisbezug nicht außer Acht gelassen werden. Diese und andere bereits genannte Aspekte haben zur Folge, dass die Anforderungen an eine Qualifizierung von Lehrkräften auch in der Fort- und Weiterbildung steigen werden. Es wird in Zukunft dazu führen, dass „die berufliche Bildung einen höheren Stellenwert in der professionellen Dienstleistung Pflege erlangen wird (z.B. akademisch gebildete Pflegepädagogen in den Schulen und Weiterbildungen, Pflegewissenschaftler in der klinischen Ausbildung und Weiterbildung)" (Huisinga, Lisop 2005, 178). Auf die Qualifikationen von Lehrkräften im Bereich der Fort- und Weiterbildung wird im nächsten Abschnitt eingegangen.

Qualifikation der Lehrkräfte

Mit einer Neukonzipierung der Weiterbildung orientiert an den Vorgaben der EU und der KMK würde die Weiterbildung qualitativ verbessert werden. Eine Frage die sich nicht nur im Bereich der Weiterbildung der Palliative Care stellt, sondern generell im Bereich der Bildung der Gesundheitsberufe für Diskussionen sorgt, ist die daraus resultierende benötigte Qualifikation der Lehrkräfte. Hierfür gibt es aktuell keine verbindlichen Vorgaben. Im Rahmen der zunehmenden Akademisierung der Gesundheitsfachberufe, wird eine Lehrerbildung auf Hochschulniveau unabdingbar. Denn in Zukunft sollen „in primärqualifizierenden patientenorientierten Studiengängen [...] zehn bis zwanzig Prozent eines Ausbildungsjahrgangs mit einem Bachelor- Abschluss zur unmittelbaren Tätigkeit am Patienten befähigt werden (WR 2012)" (Breuckmann 2014, 88). Das heißt, dass die bereits im Krankenpflegegesetz vom 10.07.2003 vorgeschriebene „Notwendigkeit einer umfassenden pädagogischen Qualifikation im Sinne eines Hochschulstudiums" (Storsberg et al. 2006, zit. n. Breuckmann 2014, 91) für Lehrkräfte, nicht nur für den Bereich der Ausbildung, sondern ebenso für den Bereich der Fort- und Weiterbildung von Gesundheitsberufen gelten muss. Befähigungskurse wie zum „Kursleiter Palliative Care" sind zwar lobenswert, da sie durch die Reglementierung durch die Deutsche Gesellschaft für Palliativmedizin (DGP) einen „Wildwuchs" an Kursleitern unterbinden, wie er aus anderen Bereichen des Weiterbildungssektors bekannt ist. Könnten aber auf Grund der Entwicklungen im Bereich der Gesundheitsberufe in Zukunft nicht mehr ausreichen. Brueckmann (2014) betont, dass sich durch die Veränderung der Vorgaben und der Bildungsstrukturen neue Anforderungen an die Rolle der Lehrenden stellen (vgl. ebd., 92 f.). Heutzutage ist die Begleitung der Lernenden und deren Unterstützung bei der eigenständigen Erarbeitung von Wissensbeständen ein Schwerpunkt der lehrenden Tätigkeit (vgl. ebd., 92 f.). „Um die damit verbundenen Herausforderungen bewältigen zu können, ist nicht zuletzt auch eine Professionalisierung des in der Weiterbildung beschäftigten Personals erforderlich" (Matzick 2008, 114). Ein anderer Aspekt zur Akademisierung der „Pflegelehrer", ist die Überlegungen die Pflegeschulen, als Schulen der besonderen Art in das „normale" Berufsbildungssystem zu überführen. Dies hätte zur Konsequenz, dass in Zukunft auch in der Bildung der Gesundheitsberufe die Normalität der Lehrerbildung mit Erst- und Zweitfach gefordert werden wird (vgl. Breuckmann 2014, 92 f.).

Zusammenfassung & Ausblick

In der vorliegenden Arbeit wurde ausführlich auf die Geschichte und die Konstruktion von Curricula eingegangen. Es wurden verschiedene Einflussfaktoren dargestellt, die auf die Aus-, Fort – und Weiterbildung in verschiedenen Bereichen einwirken. Exemplarisch wurden zwei mögliche Konstruktionsprozesse von Curricula vorgestellt. Zum einen, der Berufsgruppen übergreifende Strukturgitteransatz von Blankertz, zum anderen für das Fachgebiet der Pflege, die kategoriale Analyse nach Greb. Im Anschluss an die Vorstellung des Bereiches der Palliative Care, wurde unter Berücksichtigung aller einflussnehmenden Faktoren innerhalb einer Synopse, eine Begründungsgrundlage für die Notwendigkeit der Neukonzipierung der Curricula im Bereich der Palliative Care geschaffen.

Eine Übertragbarkeit der Inhalte dieser Arbeit auf andere Weiterbildungen im Bereich der Gesundheitsberufe ist nicht ausgeschlossen, dies müsste ggf. in einer Anschlussarbeit dargestellt werden. Auf Grund der Seitenbegrenzung beinhaltete diese Arbeit keinen empirischen Teil. Erstrebenswert wäre im Rahmen einer Konzipierung eines neuen Curriculum oder der grundliegenden Überarbeitung, eine ausgedehnte empirisch, pflegewissenschaftlich und – didaktisch fundierte Anschlussarbeit. Dabei könnte ausgiebig Themen nachgegangen werden, wie der Überarbeitung der Lehr- und Lernmethoden, der Überarbeitung der Inhalte an Hand der u.a. von der EAPC zusammengestellten Kernkompetenzen und der Notwendigkeit einer Neustrukturierung der Weiterbildung im Bereich der Palliative Care. Die hier vorliegende Bachelorarbeit kann als eine Begründungsgrundlage für solche Anschlussarbeiten gesehen werden.

Ebenso wäre in einer Anschlussarbeit zu evaluieren, wie sich die Etablierung von weiterbildenden Palliative Care Masterstudiengängen auf die bisherigen angebotenen Weiterbildungen auswirkt. Die Ergebnisse könnten eine Begründung dafür bieten, ob es in Zukunft im Rahmen der zunehmend geforderten Professionalisierung und der Akademisierung von Gesundheitsberufen sinnvoller erscheint die Etablierung der Weiterbildung im tertären Bereich (wie auch in anderen Ländern) zu fördern. Hierfür gilt es das Fachgebiet der Palliative Care aus der Perspektive der Gesundheitsberufe zu erforschen und sich ebenso wie die Medizin an einer wissenschaftlichen Basis zu beteiligen.

Es stellt sich auf Grund der Ergebnisse dieser Arbeit u.a. die Frage, warum die Weiterbildung im Bereich der Palliative Care nicht unter die Weiterbildungsverordnung der Pflegeberufe fällt. So wäre eine gesetzliche Verankerung durch eine einheitliche Prüfungsverordnung gegeben und die Weiterbildung zur Palliativfachkraft staatlich anerkannt und reglementiert, sowie es z.B. im Bereich der Intensiv- und Änästhesiepflege oder der psychiatrischen Pflege der Fall ist. Diese staatliche Weiterbildung würde, neben einem höheren Stundenumfang, und einer staatlichen Prüfung auch eine entsprechende Anerkennung und Entlohnung bieten können.

Ein anderer Aspekt, der innerhalb der Arbeit dargelegt wurde ist, dass die wissenschaftliche

Fundierung von Pflege und Pflegedidaktik, aber auch der Gesundheitsfachberufe noch am Anfang steht. An Hand der Aussagen von Autoren wurde belegt, dass immer noch wenig auf die Ergebnisse der Pflegeforschung und zu häufig auf das berufspraktische Wissen zurückgegriffen wird. Insgesamt fehlt es innerhalb Deutschlands an einer adäquaten Curriculumforschung. Die Bestrebungen im Bereich der Wissenschaft fixieren sich auf Lehr – und Lernforschung.

Der Stand der Forschung und Wissenschaft der Gesundheitsfachberufe im Bereich der Palliative Care ist nach Meinung der in der Arbeit aufgeführten Autoren unterentwickelt. Gerade in diesem Bereich gibt es kaum bis gar keine wissenschaftlichen Beiträge aus der Berufsgruppe der Pflege. Es bleibt zu hoffen, dass sich dies mit einer zunehmenden Akademisierung und der dadurch stattfindenden wissenschaftlichen Grundausbildung der Gesundheitsberufe verändert.

Literaturverzeichnis

Altrichter, H.; Posch, P. (2007): Lehrerinnen und Lehrer erforschen ihren Unterricht. 4., überarbeitete und erweiterte Auflage. Julius Klinkhardt Verlag: Bad Heilbrunn

Arnold, R.; Pätzold, H. (2011): Weiterbildung und Beruf. In: Tippelt, R., Hippel, A. (Hrsg.) (2011): Handbuch der Erwachsenenbildung/Weiterbildung. 5. Auflage. VC Verlag: Wiesbaden, 653- 664

Arnold, R.; Schiersmann, Ch. (2004): Entwicklungstrends im Weiterbildungsbereich. In: Bundesministerium für Bildung und Forschung (Hrsg.) (2004) : Bildungsreform Band 8. Expertisen zu den konzeptionellen Grundlagen für einen Nationalen Bildungsbericht – Berufliche Bildung und Weiterbildung/Lebenslanges Lernen. Bonn, 33-54, als PDF verfügbar unter http://www.bmbf.de/pub/expertisen_zd_konzept_grundlagen_fn_bildungsbericht_bb_wb_III.pdf; letzter Zugriff am 08.12.2014

Baldwin, M.A. (2014): Die Hospizbewegung und die Entwicklung der Palliative Care. In: Baldwin, M. A.; Woodhouse, J. (Hrsg.) (2014): Palliative-Care-Konzepte. Grundbegriffe der Palliative Care begreifen. Verlag Hans Huber: Bern, 105-111

Blankertz, H. (1971): Curriculumforschung- Strategien, Strukturierung, Konstruktion. Neue deutsche Verlagsgesellschaft mbH: Essen

Blättner, B.; Georgy, S. (2008): Qualifizierungsbedarf der Gesundheitsfachberufe: Verantwortung für eigene Entscheidungen übernehmen können. In: Matzick, S. (Hrsg.) (2008): Qualifizierung in den Gesundheitsberufen. Herausforderungen und Perspektiven für die wissenschaftliche Weiterbildung. Juventa Verlag: Weinheim und München, 159-178

Breuckmann, M. (2014): Qualifikation für alle – Bildung im Gesundheitswesen. In: Kaufhold, M.; Rosowski, E.; Schürmann, M. (Hrsg.) (2014): Bildung im Gesundheitsbereich. Forschung und Entwicklung zur beruflichen und hochschulischen Bildung. Festschrift für Prof. Dr. B. Knigge- Demal LIT Verlag: Berlin, 85-95

Buchmann, U. (2014): Curriculumkonstruktion berufsbezogener Bildungsgänge in der Spannung von Beruf und Wissenschaft. In: Severing, E.; Weiß, R. (Hrsg.) (2014): Weiterentwicklung von Berufen- Herausforderungen für die Berufsbildungsforschung. Bundesinstitut für Berufsbildung. 199-213, als PDF verfügbar unter www.bibb.de/veroeffentlichungen; letzter Zugriff 28.11.2014

Darmann-Finck, I. (2010): Eckpunkte einer Interaktionistischen Pflegedidaktik. In: Ertl-Schmuck, R.; Fichtmüller, F. (Hrsg.) (2010): Theorien und Modelle der Pflegedidaktik. Eine Einführung. Juventa Verlag: Weinheim, München, 13-54

Darmann-Finck, I.; Foth, T. (2014): Bildungs-, Qualifikations- und Sozialisationsforschung in der Pflege. In: Schaeffer, D.; Wingenfeld, K. (Hrsg.) (2014): Handbuch Pflegewissenschaft. Studienausgabe. Beltz Juventa Verlag: Weinheim und Basel, 165-182

Deutsche Gesellschaft für Palliativmedizin e.V.; Deutscher Hospiz- und PalliativVerband e.V.; Bundesärztekammer (Hrsg.) (2014): Charta zur Betreuung schwerstkranker und sterbender Menschen in Deutschland. 7. Auflage. Berlin, online verfügbar unter http://www.charta-zur-betreuung-sterbender.de/; letzter Zugriff am 06.12.2014

Deutsche Gesellschaft für Palliativmedizin, online verfügbar unter www.dgpalliativmedizin.de/allgemein/fort-und-weiterbildung.html; letzter Zugriff am 07.12.2014

Deutscher nationaler Qualifikationsrahmen, online verfügbar unter www.dip.de/fileadmin/data/pdf/material/Mod_06_Entwurf-Qualifikationsrahmen.pdf; letzter Zugriff am 28.11.2014

Dubs, R. (2001): Curriculare Vorgaben und Lehr- Lernprozesse in beruflichen Schulen. In: Bonz, B. (Hrsg.) (2001): Didaktik der beruflichen Bildung. Schneider Verlag Hohengehren GmbH: Baltmannsweiler, 50-70

Edelmann, D. (2011): Messung und Zertifizierung von Kompetenzen in der Weiterbildung aus (inter-)nationaler Perspektive. In: Tippelt, R., Hippel, A. (Hrsg.) (2011): Handbuch der Erwachsenenbildung/Weiterbildung. 5. Auflage. VC Verlag: Wiesbaden, 309-326

Ertl-Schmuck, R.; Fichtmüller, F. (Hrsg.) (2009): Pflegedidaktik als Disziplin. Eine systematische Einführung. Juventa Verlag: Weinheim, München

Evers, T.; Nauerth, A. (2008): Reformbedarf der Weiterbildung für Gesundheitsfachberufe – Entwicklung und Perspektiven. In: Matzick, S. (Hrsg.) (2008): Qualifizierung in den Gesundheitsberufen. Herausforderungen und Perspektiven für die wissenschaftliche Weiterbildung. Juventa Verlag: Weinheim, München, 251-266

Evers, T. (2012): Die besondere Ungewissheit im Handeln. Schlüsselprobleme gerontopsychiatrischer Pflegepraxis. Peter Lang GmbH. Internationaler Verlag der Wissenschaften: Frankfurt am Main

Ewers, M. (2014): Pflege und Versorgung am Ende des Lebens. In: Schaeffer, D.; Wingenfeld, K. (Hrsg.) (2014): Handbuch Pflegewissenschaft. Studienausgabe. Beltz Juventa Verlag: Weinheim und Basel, 561-577

Fichtmüller, F.; Walter, A. (2010): Pflege gestalten lernen- pflegedidaktische Grundlagenforschung. In: Ertl-Schmuck, R.; Fichtmüller, F. (Hrsg.) (2010): Theorien und Modelle der Pflegedidaktik. Eine Einführung. Juventa Verlag: Weinheim, München, 91-123

Frei Blatter, V.; Ochsner Oberarzbacher, L. (2008): Der Einsatz von Simulationspatienten (SP) in der Pflegeausbildung eingebettet in die Skillslab- Methode. In: Nussbauemer, G.; von Reibnitz, Ch. (Hrsg.) (2008): Innovatives Lehren und Lernen. Konzepte für die Aus- und Weitebildung von Pflege- und Gesundheitsberufen. Verlag Hans Huber: Bern, 113-134

Graeßner, G., Bade-Becker, U.; Gorys, B. (2011): Weiterbildung an Hochschulen. In: Tippelt, R., Hippel, A. (Hrsg.) (2011): Handbuch der Erwachsenenbildung/Weiterbildung. 5. Auflage. VC Verlag: Wiesbaden, 543-555

Greb, U. (2005): Fachdidaktische Reflexionen. Das Strukturgitter Fachdidaktik Pflege. In: Greb, U. (Hrsg.) (2005): Lernfelder fachdidaktisch interpretieren. Werkstattberichte zur Gestaltung Gesundheits- und Krankheitsthemen im schulischen Bereich. Mabuse Verlag: Frankfurt am Main, 45-92

Greb, U. (2009): Der Strukturgitteransatz in der Pflegedidaktik. In: Olbrich, Ch. (Hrsg.) (2009): Modelle der Pflegedidaktik. Elsevier Verlag: München, 23-43

Greb, U. (2010): Die Pflegedidaktische Kategorialanalyse. In: Ertl-Schmuck, R.; Fichtmüller, F. (Hrsg.) (2010): Theorien und Modelle der Pfelgedidaktik. Eine Einführung. Juventa Verlag: Weinheim, München, 126-165

Greb, U. (2013): Berufliche Curriculumentwicklung. In: Ertl-Schmuck, R.; Greb, U. (Hrsg.) (2013): Pflegedidaktische Handlungsfelder. Beltz Verlag: Weinheim und Basel, 10-25

Gröhe, H; Widmann-Mauz,A.; Spahn, J.; Zeulner, E.; Lauterbach, K.; Mattheis, H. (2014) : Eckpunktepapier zur Verbesserung der Palliativ- und Hospizversorgung in Deutschland (http://www.bmg.bund.de/fileadmin/dateien/Downloads/H/Verbesserung_hospiz-palliativversorgung_101114.pdf; letzter Zugriff am 06.12.2014)

Hameyer, U. (1983): Allgemeine Curriculumtheorien. In: Hameyer, U.; Frey, K.; Haft, H. (Hrsg.) (1983): Handbuch der Curriculumforschung. Übersicht zur Forschung 1970-1981. Beltz Verlag: Weinheim und Basel, 29-52

Hameyer, U. (1983): Systematisierung von Curriculumtheorien. In: Hameyer, U.; Frey, K.; Haft, H. (Hrsg.) (1983): Handbuch der Curriculumforschung. Übersicht zur Forschung 1970-1981. Beltz Verlag: Weinheim und Basel, 53-100

Handreichung der KMK (2011): http://www.kmk.org/fileadmin/veroeffentlichungen_beschluesse/2011/2011_09_23_GEP-Handreichung.pdf (letzter Zugriff am 01.12.2014)

Hopmann, S.; Riquarts, K. (Hrsg.) (1995): Didaktik und /oder Curriculum. Grundprobleme einer international vergleichenden Didaktik. Beltz Verlag: Weinheim und Basel

Hülsken-Giesler, M. (2011): Qualifikationsrahmen in der Pflege – zwischen politischem Telos und fachwissenschaftlichen Anforderungen. In: bwp@ Spezial 5 – Hochschultage Berufliche Bildung 2011, Fachtagung 14, hrsg. v. Darmann-Finck, I./ Glissmann, G., 1-13. Online: http://www.bwpat.de/ht2011/ft14/huelsken-giesler_ft14-ht2011.pdf (letzter Zugriff am 05.12.2014)

Hundenborn, G. (2014): Curriculumentwicklung in der Pflegebildung – Rückblick, Standards, Perspektiven. In: Kaufhold, M.; Rosowski, E.; Schürmann, M. (Hrsg.) (2014): Bildung im Gesundheitsbereich. Forschung und Entwicklung zur beruflichen und hochschulischen Bildung. Festschrift für Prof. Dr. B. Knigge- Demal LIT Verlag: Berlin, 269-284

Huisinga, R. (2003): Zur Akzentuierung und Neuausrichtung der Qualifikations- und Curriculumforschung. In: Huisinga, R., Buchmann, U. (Hrsg.) (2003): Curriculum und Qualifikation: Zur Reorganisation von Allgemeinbildung und Spezialbildung. Ergebnisse des 1. Siegener Symposiums zur Qualifikationsforschung und Curriculumentwicklung. Verlag der Gesellschaft zur Förderung arbeitsorientierter Forschung und Bildung: Frankfurt am Main, 11-24

Huisinga, R.; Lisop, I. (2005): Curriculumentwicklung im Strukturwandel. Verlag der Gesellschaft zur Förderung arbeitsorientierter Forschung und Bildung: Frankfurt am Main

Kaufhold, M.; Rosowski, E.; Schürmann, M. (Hrsg.) (2014): Bildung im Gesundheitsbereich. Forschung und Entwicklung zur beruflichen und hochschulischen Bildung. Festschrift für Prof. Dr. B. Knigge- Demal LIT Verlag: Berlin, 11-14

Kaufhold, M.; Rosowski, E. (2014): Aus-, Fort-, und Weiterbildung in den Pflegeberufen. Herausforderungen und Perspektiven. In: Kaufhold, M.; Rosowski, E.; Schürmann, M. (Hrsg.)

(2014): Bildung im Gesundheitsbereich. Forschung und Entwicklung zur beruflichen und hochschulischen Bildung. Festschrift für Prof. Dr. B. Knigge- Demal LIT Verlag: Berlin S. 253-268

Keuchel, R. (2008): Pflegeausbildung heute: Die Perspektive heißt Bildung. In: Falk, J; Keuchel, R. (Hrsg.) (2008): Moderne Pflegeausbildung heute. Bildungstheoretische Orientierungen und bewährte Praxisbeispiele für den Unterricht. Juventa Verlag: Weinheim, München, 13-27

Kern, M. (2014): Da tut sich was! In: Zeitschrift für Palliativmedizin. 5. 2014, 15 Jhg., 198

Klaschik, E. (2006): Palliativmedizin. In: Husebo; Klaschik, E. (2006): Palliativmedizin. Grundlagen und Praxis. 4. Auflage. Springer Verlag: Heidelberg, 1-41

Klauser, F. (2003): Sind die Curricula im beruflichen Bildungswesen noch aktuell? In: Huisinga, R., Buchmann, U. (Hrsg.) (2003): Curriculum und Qualifikation: Zur Reorganisation von Allgemeinbildung und Spezialbildung. Ergebnisse des 1. Siegener Symposiums zur Qualifikationsforschung und Curriculumentwicklung. Verlag der Gesellschaft zur Förderung arbeitsorientierter Forschung und Bildung: Frankfurt am Main, 27-44

Knigge-Demal, B.; Hundenborn, G. (2011): Entwurf des Qualifikationsrahmens für den Beschäftigungsbereich der Pflege, Unterstützung und Betreuung älterer Menschen im Rahmen des Projektes „Modell einer gestuften und modularisierten Altenpflegequalifizierung". Online verfügbar unter: (www.dip.de/fileadmin/data/pdf/material/Mod_06_Entwurf-Qualifikationsrahmen.pdf; letzter Zugriff am 05.12.2014

Knipping, C. (Hrsg.) (2006): Lehrbuch Palliative Care. Hans Huber Verlag: Bern

Kälble, K. (2008): Die Gesundheitsfachberufe im Akademisierungsprozess: Aktuelle Problemfelder ihrer Höherqualifizierung. In: Matzick, S. (Hrsg.) (2008): Qualifizierung in den Gesundheitsberufen. Herausforderungen und Perspektiven für die wissenschaftliche Weiterbildung. Juventa Verlag: Weinheim und München, 195-212

Kuhlmey, A.; Höppner, K.; Schaeffer, D. (2014): Neue Aufgabenzuschnitte, Arbeitsteilungen und Kooperationsformen. In: Schaeffer, D.; Wingenfeld, K. (Hrsg.) (2014): Handbuch Pflegewissenschaft. Studienausgabe. Beltz Juventa Verlag: Weinheim und Basel, 661-679

Kunz, R. (2006): Holistisches Assessment als Grundlage der Palliative Care in der Geriatrie. In: Knipping, C. (2006) (Hrsg.): Lehrbuch Palliative Care. Verlag Hans Huber: Bern, 124-130

Lang, K.; Schmeling-Kludas, Ch.; Koch, U.(2008): Die Begleitung schwer kranker und sterbender Menschen. Das Hamburger Kursprogramm. 1. unveränderter Nachdruck. Schattauer Verlag: Stuttgart

Lenzen, D. (1971): Eine „edukative" Strategie für Curriculum-Konstruktion. In: Blankertz, H. (1971): Curriculumforschung- Strategien, Strukturierung, Konstruktion. Neue deutsche Verlagsgesellschaft mbH: Essen, 118-150

Manford-Walley, K. (2014): Palliative Care – Ausbildung und Aufklärung. In: Baldwin, M. A.; Woodhouse, J. (Hrsg.) (2014): Palliative-Care-Konzepte. Grundbegriffe der Palliative Care begreifen. Verlag Hans Huber: Bern, 177-182

Matzick, S. (2008): Einleitung: Weiterbildung – ein Beitrag zur Qualifizierung im Berufsfeld Gedunsheit! In: Matzick, S. (Hrsg.) (2008): Qualifizierung in den Gesundheitsberufen. Herausforderungen und Perspektiven für die wissenschaftliche Weiterbildung. Juventa Verlag: Weinheim, München, 7-25

Marx, B. (2014): Ansätze alterns- und lebenslagengerechter Personal – und Organisationsentwicklung im Sozial- und Gesundheitswesen auf der Folie von Qulifikationsrahmen. In: Kaufhold, M.; Rosowski, E.; Schürmann, M. (Hrsg.) (2014): Bildung im Gesundheitsbereich. Forschung und Entwicklung zur beruflichen und hochschulischen Bildung. Festschrift für Prof. Dr. B. Knigge- Demal LIT Verlag: Berlin, 309-322

Matzick, S. (2008): Einleitung: Weiterbildung – ein Beitrag zur Qualifizierung im Berufsfeld Gesundheit! In: Matzick, S. (Hrsg.) (2008): Qualifizierung in den Gesundheitsberufen. Herausforderungen und Perspektiven für die wissenschaftliche Weiterbildung. Juventa Verlag: Weinheim, München, 7-25

Ministerium für Arbeit, Gesundheit und Soziales des Landes Nordrhein-Westfalen (Hrsg.) (2009): Qualifikation in der Sterbebegleitung. Curricula für ärztliche, pflegende, psychosoziale, physiotherapeutische und seelsorgerische Berufsgruppen. Meuter Druck: Düsseldorf

Näf-Hofmann, M., Näf, A. (2011): Palliative Care- Ethik und Recht. Eine Orientierung. Theologischer Verlag Zürich

Nickolaus, R. (2012): Didaktik – Modelle und Konzepte beruflicher Bildung. Orientierungsleistungen für die Praxis. 3. korrigierte und erweiterte Auflage. Schneider Verlag Hohengehren: Baltmannsweiler

Nussbaumer, G. (2008): Kompetenzentwicklung mit Problem Based Learning (PBL): In: Nussbaumer, G.; von Reibnitz, Ch. (Hrsg.) (2008): Innovatives Lehren und Lernen. Konzepte für die Aus- und Weitebildung von Pflege- und Gesundheitsberufen. Verlag Hans Huber: Bern, 83-98

Nussbaumer, G. (2008): E-Learning in den Ausbildungen von Gesundheitsberufen. In: Nussbaumer, G.; von Reibnitz, Ch. (Hrsg.) (2008): Innovatives Lehren und Lernen. Konzepte für die Aus- und Weitebildung von Pflege- und Gesundheitsberufen. Verlag Hans Huber: Bern S. 147-162

Olbrich, Ch. (2009): Kompetenztheoretisches Modell der Pflegedidaktik. In: Olbrich, Ch. (Hrsg.) (2009): Modelle der Pflegedidaktik. Elsevier, München, 63-85

Plaumann, U. (2012): Umrisse einer Fachdidaktik Pflege. Didaktische, erwachsenenbildnerische, berufspädagogische und pflegewissenschaftliche Aspekte. 2. Auflage. Mabuse Verlag: Frankfurt am Main

Pleschberger, Sabine; Heimerl, Katharina; Wild, Monika (Hrsg.) (2005): Palliativpflege. Grundlagen für Praxis und Unterricht. 2., aktualisierte Auflage. Facultas Verlags- und Buchhandels AG: Wien

Räbiger, J; Pehlke-Milde; Machocki, S. (2008): Anrechnung beruflicher Aus- und Weiterbildung auf ein Studium – eine Chance für die Gesundheitsfachberufe. In: Matzick, Sigrid (Hrsg.) (2008): Qualifizierung in den Gesundheitsberufen. Herausforderungen und Perspektiven für die wissenschaftliche Weiterbildung. Juventa Verlag: Weinheim und München, 229-249

Rauner, R. (2003): Zum Zusammenhang von Qualifikationsforschung und Curriculumentwicklung. In: Huisinga, R., Buchmann, U. (Hrsg.) (2003): Curriculum und Qualifikation: Zur Reorganisation von Allgemeinbildung und Spezialbildung. Ergebnisse des 1. Siegener Symposiums zur Qualifikationsforschung und Curriculumentwicklung. Verlag der Gesellschaft zur Förderung arbeitsorientierter Forschung und Bildung: Frankfurt am Main, 247-266

Remmers, H. (2014): Zum Verhältnis allgemeiner und beruflicher Bildung. In: Kaufhold, M.; Rosowski, E.; Schürmann, M. (Hrsg.) (2014): Bildung im Gesundheitsbereich. Forschung und Entwicklung zur beruflichen und hochschulischen Bildung. Festschrift für Prof. Dr. B. Knigge- Demal LIT Verlag: Berlin, 29-54

Reiber, K. (2007): Didaktische Übergänge zwischen Bildung und Beruf. In: REPORT (30) 2 /2007, 42- 50, online verfügbar unter www.die-bonn.de/doks/reiber0701.pdf; letzter Zugriff am 01.12.2014

Reibnitz, Ch. von (2008): Kompetenzentwicklung und –förderung in den Gesundheitsberufen. In: Nussbauemer, G.; von Reibnitz, Ch. (Hrsg.) (2008): Innovatives Lehren und Lernen. Konzepte für die Aus- und Weitebildung von Pflege- und Gesundheitsberufen. Verlag Hans Huber: Bern, 31-48

Ritter, M.; Ritter, W. (2007): Palliative Praxis – Übersicht über Curricula in Palliativmedizin und Palliativpflege in Deutschland und ausgewählten europäischen Ländern. Robert Bosch Stiftung

Robinsohn, Saul B. (1975): Bildungsreform als Revision des Curriculum. Ein Strukturkonzept für Curriculumentwicklung. 5., unveränderte Auflage. Hermann Luchterhand Verlag: Neuwied und Berlin

Rützel, J. (2001): Modularisierung in der Didaktik beruflicher Bildung. In: Bonz, B. (Hrsg.) (2001): Didaktik der beruflichen Bildung. Schneider Verlag Hohengehren GmbH: Baltmannsweiler, 204-219

Satrapa-Schill, A. (2014): Betrachtungen zur Ausbildungsreform in der Pflege und in den Gesundheitsberufen aus Sicht der Robert Bosch Stiftung. In: Kaufhold, M.; Rosowski, E.; Schürmann, M. (Hrsg.) (2014): Bildung im Gesundheitsbereich. Forschung und Entwicklung zur beruflichen und hochschulischen Bildung. Festschrift für Prof. Dr. B. Knigge- Demal LIT Verlag: Berlin, 17-28

Schlegel, C. (2008): Objective Structured Clinical Examination (OSCE) in der tertiären Pflegeausbildung – eine Anleitung zur Planung und Durchführung. In: Nussbauemer, G.; von Reibnitz, Ch. (Hrsg.) (2008): Innovatives Lehren und Lernen. Konzepte für die Aus- und Weitebildung von Pflege- und Gesundheitsberufen. Verlag Hans Huber: Bern, 181-204

Schwarz-Govaers, R. (2010): Bewusstmachen der Subjektiven Theorien als Voraussetzung für handlungsrelevantes berufliches Lernen. In: Ertl-Schmuck, R.; Fichtmüller, F. (Hrsg.) (2010): Theorien und Modelle der Pflegedidaktik. Eine Einführung. Juventa Verlag: Weinheim, München, 166-202

Siebert, H. (1974): Curricula für die Erwachsenenbildung. 1. Auflage. Georg Westermann Verlag: Braunschweig

Siebert, H. (2012): Didaktisches Handeln in der Erwachsenenbildung. Didaktik aus konstruktivistischer Sicht. 7. Überarbeitete Auflage. ZIEL Verlag: Augsburg

Sloane, P.F.E. (2001): Lernfelder als curriculare Vorgaben. In: Bonz, B. (Hrsg.) (2001): Didaktik der beruflichen Bildung. Schneider Verlag Hohengehren GmbH: Baltmannsweiler, 187-203

Universität München, Institut für Didaktik und Ausbildungsforschung in der Medizin www.klinikum.uni-muenchen.de/Institut-fuer-Didaktik-und-Ausbildungsforschung-in-der-Medizin/de/index.html; letzter Zugriff am 23.11.2014

Vertrag über die spezialisierte ambulante palliative Versorgung (2010), www.palliativ-portal.de/images/pdf/BW/BWSAPV.pdf; letzter Zugriff am 22.11.2014

Walkenhorst, U.; Nauerth, A. (2014): Gesundheitsbezogene Hochschuldidaktik – ein Desiderat in der didaktischen Diskussion. In: Kaufhold, M.; Rosowski, E.; Schürmann, M. (Hrsg.) (2014): Bildung im Gesundheitsbereich. Forschung und Entwicklung zur beruflichen und hochschulischen Bildung. Festschrift für Prof. Dr. B. Knigge- Demal LIT Verlag: Berlin, 133-148

Walter, A. (2013): Schulnahe Curriculumentwicklung. In: Ertl-Schmuck, R.; Greb, U. (Hrsg.) (2013): Pflegedidaktische Handlungsfelder. Juventa Verlag: Weinheim, Basel, 124-151

WHO 2014: www.who.int/cancer/palliative/definition/en/ ; letzter Zugriff am 07.12.2014

White paper on palliative care education: www.eapcnet.eu/Themes/Education/EAPCWhitepaperoneducation.aspx; letzter Zugriff am 23.11.2014

Wittneben, K. (2002): Entdeckung von beruflichen Handlungsfeldern und didaktische Transformation von Handlungsfeldern zu Lernfeldern – Ein empirischer Zugriff für Bildungsgänge in der Pflege. In: Darmann, I.; Wittneben, K. (Hrsg.) (2002): Gesundheit und Pflege: Bildungshaltigkeit von Lernfeldern. Wissensbestände und Wissenstransfer. Bertelsmann Verlag: Bielefeld, 19-36

Wittneben, K. (2009): Leitlinien einer kritisch-konstruktiven Pflegelernfelddidaktik. In: Olbrich, Ch. (Hrsg.) (2009): Modelle der Pflegedidaktik. Elsevier, München, 105-121

Abbildungsverzeichnis